カンギレム『正常と病理』を読む

生命と規範の哲学

Canguilhem

ギヨーム・ルブラン 著
坂本尚志 訳

以文社

日本語版への序文

『生命と規範の哲学』が日本語で出版されることは、私にとって非常に大きな名誉です。この企画は、坂本尚志氏のすぐれた仕事なくしては不可能であったでしょう。坂本氏に心より感謝します。私自身の歩みにおいて本書はまさしく重要な位置を占めており、日本において本書が今日読まれることには、真の現在性があると確信しています。この二つの点それぞれに立ち返りつつ、それがなぜなのかをこれから述べたいと思います。

不安定さ、排除、不可視性、外国人の条件、歓待についての本書以降の私の研究のすべては、カンギレムの『正常と病理』に起源を持っています。一九九八年にフランス語で刊行された『生命と規範の哲学』は、この著作全体の読み直しを提案しています。一九六六年に刊行された『正常と病理』は、一九四三年の「正常と病理に関するいくつかの問題についての試論」と一九六六年の「正常と病理に関する新たな省察」という二つのテクストをつなぎ合わせた著作ですが、そこでカンギレムは、生物学的生命を社会的な生として特徴づけるために、規範性の観念の批判を提示しえたのです。実のところ、いかなる規範も他の規範よりも正常（＝規範的）なものであるとみなすことはできません。それだけでなく、この論点は、個人がその中に位置づけられている諸規範の規範性を、この個人が評価するということに結局は帰着するのです。ある人によって正常であるとみなされうるものが、他の人にとって病理的であると考えられることはありえます。生物学・医学の思想史に身を投じ、一九四三年の医学博士論文『正常と異常に関するいくつかの問題についての試論』に結実した、医学についての総体的研究を遂行したカンギレムは、以下の二つの主張を支持しています。まず、哲学は、外部からやってきた思想や問題の総体にそれが接続されなければ存在しないということ、そして、医学を「具体的な諸問題への導き」として考えるということです。哲学がその外部にあるときに哲学そのものに起こる変化と、医学の変化という二重の変容によって、生命の諸規範についての新たな省察の空間が開かれます。カンギレムは、規範創造性という新たな概念を作り上げました。この概念は、(司法的伝統においてそうであるような)他の規範よりも正常(＝規範的)であるとみなされる規範への従属とはまったく無関係であり、むしろ古い諸規範を転倒しつつ、与えられた生の環境において、新たな諸規範を創造するという、生命が持つ力能として思考されねばなりません。この概念の創造によって、カンギレムは、諸規範を創造する生命についての哲学を構築することができました。この生命の哲学は、その後社会的なものへと拡張されていきますが、それは生命の社会的なものへの縮減では決してありません。では、あらゆる生命がその諸規範を再創造するのであれば、なぜ種々の規範の中で生きているにもかかわらず、それらを再創造することができない生命が存在するのでしょうか。生命の観点においては、この問いは、自身の規範を再創造することのできる健康によって説明される、規範創造的能力の減退としての病気についての省察へと行きつきます。社会的観点においては、この問いは、生物としての人間の生の環境を構成している規範の諸体系の分析へと、すなわち人々が望まないにもかかわらず、人々を支配する権威にその権力が由来している諸体系への分析へと行きつきます。

生命の規範創造性と、その力を発揮できない社会的規範創造性についての二つの分析を交叉させつつ、カンギレムは、生命の諸規範を生命がふたたびわがものにするための哲学を描き出しました。哲学による解放というこの目的は、医学と生物学のエピステモロジーにおいてカンギレムが行った比類のない繊細な探究を超え出ようとしています。人間も含まれる生物による諸規範の再創造と、それらの再創造にしたがって生の環境を作り直す生物の意志への持続的関心によって、カンギレムはフランス語による哲学の実践にとって、そして社会科学において決定的に重要であった、規範に関する省察を強調することができたのです。まさにこの省察の中に私自身も位置づけられます。まず、人間学的観点からは、あらゆる人間が外的な社会的諸規範に対して行う議論における、人間に固有の諸規範についての生産的な対立のあり方を、カンギレムは作り出すことができました。ある個人、集団、社会の諸規範に対する関係は、決してあらかじめ規定されているのではありません。そのために、諸規範の歴史は、それに対する疑問と再創造の歴史と混然となって存在します。次に、これらの対立が明らかにするのは、単に外的な規則への従属や、他者の統治への服従ではなく、自身の諸規範の創造者でありたいという意志であり、自己を統治したいという欲望としての規範の意味です。

『正常と病理』という著作全体の運動を再現することによって、私は病気、健康、異常、異常性、障害、苦痛、医学という諸カテゴリーの射程を、あらゆる人間存在にとっての生命と社会の往復運動の総体において評価することができました。私が記憶にとどめているのは、特に私の将来の研究に対して重要な二つの教訓です。人間であれ動物であれ、規範と対決し、その創造者であろうとする生物による規範の再創造なくしては、規範は存在しません。私が『正常な人間の病』（2004）だけでなく、概念的人物シャルロに関する著作『小さな生の反乱』（2020）においても分析した普通の生の創造性は、生命に刻み込まれたこの運動にほかなりません。この運動によって生物はそれぞれのやり方で諸規範を再創造し、そこで固有の生命の形式を展開します。私は、排除や不安定さについて（『通常の生、不安定な生』［2007］）、不可視性について（『社会的不可視性』［2009］）、難民について（『内部で、外部で――外国人の条件』［2010］、ファビエンヌ・ブルジェールとの共著『歓待の終わり』［2017］）、それらに課された形式に関心を持ちつつ、社会における生の諸規範の脆弱化と不安定化によってこの読解の有効性を試しました。私が注意を向けているのは、不安定な環境の中での諸規範の不安定な再創造であり、支配的な諸言述におけるそれらの不可視化なのです。

なぜ日本からカンギレムを読み、なぜカンギレムから日本を記述しなければならないのでしょうか。少なくとも西洋において、非常に戯画化されているとはいえ、日本が規範の国として考えられているならば、カンギレムを読むことは、規範を生きることの意味についてのある種の期待への疑問に由来するであろうし、結果として規範性の軛を緩めてくれるものになるでしょう。カンギレムが『正常と病理』を通じて示していることは、規範は、それを規範として構築する距離を出発点としてのみ思考できるということです。距離は規範への侵犯であるのではなく、反対に規範に固有の力をあらわにします。そうであるなら、規範を示すとは、諸々の距離を抹消することではなく、それらをより細かな肌理に従い復元することです。それを記述することは必要であると同時に、この記述のみが、労働や世代間のつながりなどの経験において働いているこの距離の細部を正しく示すことができるのです。より広く言えば、カンギレムの著作において個人のレベルでなされた正常と病理の分析は、日本のような社会や国家のレベルで捉え直されるべきだと私には思えます。広島そして福島での出来事以来、日本は大災害と傷つきやすさについての省察を避けて通ることはできません。いくつかの方向性がそこには示されています。日本は大災害の前の規範を災害後に投影し、その上でかつての秩序を復興することを望むこともできました。しかしカンギレムは、いかなる健康の回復も、以前の同じ健康への回帰ではないということを示しています。病気であったという事実によって、回復した健康は病気以前の健康と同一ではありえないのです。厳密に同一の意味において、フクシマ以後の日本はフクシマ以前の日本では決してありえないでしょう。なぜなら、その諸規範は、大災害によって覆され、傷つきやすさと不安定さの空間を開くことになったからです。日本で非常に発展しているレジリエンスという概念によっても、この空間は部分的にしか評価されえません。より根本的には、いかにして病気が個人の生の諸規範を、異常とはならないにしても混乱させるのかを示しつつ、カンギレムが可能にしたのは、ある社会が大災害という試練によって混乱するそのさまざまなあり方について考えるということなのです。

最後に重要な点を指摘したいと思います。カンギレムが『正常と病理』の最初の版を、彼が偉大な対独レジスタンスであり、レジスタンス組織の中で医学を実践していた第二次世界大戦という文脈において書き上げたということは無視してはなりません。『正常と病理』は大災害について、大災害の中で書かれた本なのです。どのようにして、戦時において自身の位置を知るのでしょうか。病気という試練を出発点に、生と死についてのいくつかの考察を展開しつつ、そして病気という試練に至っても諸規範を再創造する生命の力を復元しつつ、カンギレムが示したこととは、戦争という最悪の大災害によっても、生命を抹消しかねない大災害においてさえも、自身の生きる環境を再創造する生命の力を消し去ることはできないということです。しかし疑いなく、激烈な否定性の出来事においてさえもカンギレムが称揚している、この独創的で根源的な生命の力それ自体もまた、歴史的文脈に置き直されなければなりません。一九六六年刊行の『言葉と物』においてフーコーは、生命とは一八世紀末の人間の形象の登場と同時代の歴史的形象であることを示していなかったでしょうか。若きカンギレムが断固として信じた条件なき生命は、条件付きの生命になったのです。資源等の制約のもとで、エコロジー的、技術的、経済的な災難にかつてないほどにさらされ、生命はそこから立ち直る可能性をまだ持ち合わせているのかは定かではありません。ジュディス・バトラーは『戦争の枠組み』（2009〔清水晶子訳、筑摩書房、二〇一二年〕）において、ある種の生を生きる人々は、彼らがありのままの姿で承認されないがために、生として十全に理解されないという事実に特に注意を向けました。こうしてバトラーは、生を構築し、そして解体する政治的、経済的、社会的そして人間学的諸条件についての鋭い省察を始めたのです。いかなる条件によって生は支配されているのかを知ることは、明らかに今日決定的に重要です。言うまでもなく、福島の大災害は、その前のチェルノブイリの惨事とともに、われわれの注意をかつてなくこの問いへと向ける悲劇の一つなのです。

パリ・シテ大学哲学科教授
フランス大学学士院上級会員
ギヨーム・ルブラン

凡例

一、傍点は原則として原文がイタリックであることを表す。
一、文中の［　］内は原著者による補足を表す。
一、文中の〔　〕内は訳者による補足を表す。
一、原注は＊1、＊2……と表記した。
一、訳注は†1、†2……と表記した。

目次

生命と規範の哲学

カンギレム『正常と病理』を読む

序論

「われわれ生物は、生命の増殖に関する諸法則そのものの産物であり、われわれ病人とは、雑婚繁殖、愛、偶然の産物である。」『正常と病理』p.210〔二六三頁〕

カンギレムの哲学は、生命に関する省察と、われわれが生命について持っている認識に関する省察から成っている。生命を科学的に認識する理由は、生命の外部に存在する理念的な主体に関係しているのではなく、その対象自身、すなわち生体に結びついている。カンギレムが異なる著作の中で発展させた、主に医学と生物学のエピステモロジーは、生体としての人間による努力として、純粋に内的な仕方で理解されなければならない。この努力によって把握されるものは、生命に対して認識が持つ関係を変容させるやり方である。カンギレムにおいて、生命と認識を総体として考えるこの努力は重要である。以下のように彼は説明している。「生命の前では論理は困惑に陥るということは、誰もが認めることであろう。とはいえ、それは生命をうまく扱うために、さまざまな概念を形成することを断念しなければならないと思い込むことではない。[*1]」概念を構築することは、生命を理解するための哲学的方法となる。ゆえにカンギレムにおいては、健康、病、そして規範の経験として理解される生命の哲学と、科学的諸概念のエピステモロジーの区別は存在しない。反対に、重要なのは、諸概念のエピステモロジーがいかにして生命の哲学を構築するか、ということである。

カンギレムが科学の制度においてふるう権威は強まる一方だった。なぜなら、医学博士号取得後に、ガストン・バシュラールの後継者としてパリ大学科学史研究所の所長を務め、国際医学史アカデミーの会員となったからである。この軌跡は、歴史的エピステモロジーにおける彼の先駆的業績と対応している。この業績はさまざまな著作によって明らかになるだろう。すなわち、「正常と病理に関するいくつかの問題についての試論」(1943)、『生命の認識』(1952)、『反射概念の形成』(1955)、『正常と病理』(1966)、『科学史・科学哲学研究』(1968)、『生命の科学の歴史におけるイデオロギーと合理性』(1977)である。[†1] 基本的には生命科学に適用されたカンギレムの歴史的エピステモロジーは、諸概念のダイナミクスの中に科学的諸問題の出現の条件を探求する。科学史と科学の歴史的成功からそれらを支える諸問題への転位によって科学史にもたらされるのは、実践的、技

※1 *La formation du concept de réflexe aux XVIIe et XVIIIe siècles*, Paris, PUF, 1955, « Avant-propos », p. 1.〔『反射概念の形成』金森修訳、法政大学出版局、一九八八年、三頁〕
†1 *Le normal et le pathologique*, Paris, PUF, 1966〔『正常と病理』滝沢武久訳、法政大学出版局、一九八七年〕, *La connaissance de la vie*, Paris, Vrin, 1965〔『生命の認識』杉山吉弘訳、二〇〇二年〕, *Études d'histoire et de philosophie des sciences*, Paris, Vrin, 1968〔『科学史・科学哲学研究』金森修監訳、一九九一年〕, *Idéologie et rationalité dans l'histoire des sciences de la vie*, Paris, Vrin, 1977〔『生命科学の歴史——イデオロギーと合理性』杉山吉弘訳、法政大学出版局、二〇〇六年〕

術的、イデオロギー的な土壌であり、これらの問題はこの土壌から引き出される。こうして、理論と発見についての表面的で、直線的、累積的な歴史の背後には、さまざまな概念の凝集という、問題を生み出す隠された歴史が存在する。この第二の歴史から、生命に関する考察は導かれる。

カンギレムの生涯と業績も同様に目を引くものである。一九〇四年にカステルノダリで生まれ、一九二四年に高等師範学校に入学した。同級生にはアロンとサルトルがいる。アランの生徒となり、次いでいくつかのリセで哲学教員を務めた後、トゥールーズ大学の教員となり、一九四〇年に大学区長に「労働、家族、祖国」について教えるためにアグレガシオンを取ったのではないと告げトゥールーズを去った。その後ジャン・カヴァイエスの後任として、クレルモン＝フェランに疎開していたストラスブール大学の哲学教授に任命された。カヴァイエスとともにレジスタンス運動の最初のビラ「解放」に署名した。その頃医学博士号取得を目指している。オーヴェルニュのレジスタンスのリーダーであったアンリ・アングランの命で、「ラフォン」という偽名を名乗り、その後、レジスタンス統一運動の指導部のメンバーとなった。総視学官、アグレガシオン審査委員長、ソルボンヌの教授へと昇進していったが、カンギレムは常にカステルノダリの人間であり、ある年には、一九〇九年から二一年まで彼も生徒であったコレージュでの表彰式に出席した。

カンギレムが構築した生命の哲学は、規範の概念に関係している。カンギレムは「正常と病理に関する新たな省察」において以下のように述べている。「二〇年前と同じく今日も、正常なものの意義を生命の哲学的分析によって基礎づけようとする危険を私はまたも冒している。*2」二つの本質的要素が、哲学的経験のこの地位を明確にしている。(1)生命の哲学的分析は規範の概念から出発することでしか行われえない。(2)規範の概念は生命の観念に必然的に帰着する。生命とは規範概念によって把握される観念である。

われわれが提案するのは、『正常と病理』をこの観点から読み直すことである。なぜならまさにこの著作において、カンギレムは生命の規範に対する関係を分析しているからである。『正常と病理』が明らかにしたのは、正常な状態と病的な状態における有機体の異なる諸機能である。不調に陥った機能とは、正常な状態がその真の状態であるような逸脱した状態ではない。病理的なものとは規範の不在ではない。反対にそれは組織の新たな配置であり、異なる諸規範の確立によって、外的あるいは内的な環境の変調に対して生物がとることのできる適応である。このように、病理学はそれが生物についてまったく新しい問いかけを引き起こすがゆえに、本質的な役割を演じている。生物にとって、病気であるとは何を意味するのか？　病気、すなわちある病理的状態の症状は、そ

＊2　*Le Normal et le pathologique, II, Nouvelles réflexions concernant le normal et le pathologique* (1963-1966), Paris, PUF, 1966, p. 173.〔二一八頁〕『正常と病理』は時系列に沿って書かれた二つの部分から成っている。一九四三年の「正常と病理に関するいくつかの問題についての試論」、そして一九六三—六六年の「正常と病理に関する新たな省察」である。全ての引用が依拠するのは一九六六年版 *Le normal et le pathologique*, PUF, coll. « Quadrige » である。本書では、この著作の引用に際しては書名の略語 ***NP*** に頁数を付して表すこととする〔邦訳の該当頁は原著の頁数の後に漢数字で表記する。なお、本書における『正常と病理』の翻訳はすべて訳者による〕。

して知の問題であるよりもむしろ存在の問題として、病める者の生と医師の技術の間の生きた関係に具体的な形で介在する。病気によって生命は規範の創造として理解されるようになる。この理由によって、『正常と病理』はカンギレムによる生命の哲学の基礎的著作なのである。

〔カンギレムによって〕規範は繰り返し扱われている。規範は五回明確な形で取り上げられている。第一に、カンギレムがストラスブール大学文学部で一九四二—四三年に行った「諸規範と正常なもの」という講義において。第二に、この講義からその大部分が採られた「正常と病理に関するいくつかの問題についての試論」〔という論文〕。第三に、一九五二年の著作『生命の認識』に再録された論文「正常なものと病理的なもの」。第四に、ソルボンヌで一九六二—六三年に行われた新たな講義「諸規範と正常なもの」であり、これは一九六六年に「正常と病理に関する新たな省察」となった。規範概念についてのこれらの連続した考察は二つの異なる視座に拠っている。「試論」と一九四三年の講義は正常と病理という二つの根本的に異なる生命の体制を解明しようと試みることで、病理的なものを正常なものの中に抹消することを主張する実証主義的潮流に対抗しているのに対して、「新たな省察」ならびに一九六六年の講義は、むしろ規範の社会的意味を明らかにした上で、それを生命的な意味と対決させようとしている。

「正常と病理に関するいくつかの問題についての試論」(1943)、そして「正常と病理に関する新たな省察」(1963-66) は、一九六六年に『正常と病理』という同一の著作として刊行される。二つの研究は歴史的には連続していないものの、その主題の深い一貫性は明らかである。なぜなら、正常と病理に関する二つの省察は全体的構図の中に包摂されており、この構図は入念に際立たされた論理的構造（1 試論、2 省察）と、これもまた明示されている時系列的変化（一九四三年、一九六三―六六年）によって描き出されているからである。

こうしてわれわれの前に存在するのは、二つの並列した声から成り、二つの異なる時代に執筆された奇妙な書物である。この時間的へだたりは、規範の問題をさらに強調する。一九六六年の読者への「緒言」は、「試論」に続く諸考察には、「本質的問題」が持続していることを証言している。重要なのは、この問題を「絶えず変化する諸要因と同様の新しさの状態」の中に保つことである。ここでは、規範の問題は、構造を作り出す不変項へ関連づけられると同時に、規範の歴史が示す意味の多様性にも結びつけられている。規範の構造化の原則をその問題提起の歴史と対決させること、まさにそれこそが、カンギレムが『正常と病理』で設定した問題である。

「試論」（一九四三年）と「省察」（一九六三―六六年）の形で、『正常と病理』によって着手された二つの方向は、驚くべきものであった。というのも、この二つが明らかにしたのは、（試論や省察という形式での）思考の主観的方向づけであり、この方向づけは生命科学のエピステモロジーの試みとはうまく組み合わさらないものなのである。実際のところ、「試論」と「省察」は哲学の生き生きとした諸形式に行きついており、これらの文章は明らかに私的なものである。モンテーニュが既に『エセー』冒頭の「読者に」で、エセーそれ自体の目的が、「内輪の、私的な」ものであるとわれわれに教えてくれている。省察するとは、自分にすみかを作ることである。エセーは哲学の私的で活力あるアプローチを特徴づけている。「そこにわたしの欠点がありのままに読み取られるだろう」とモンテーニュは書いている。一見したところ、『正常と病理』にはこのような側面はまったくないようである。さまざまな科学的典拠によって構成されているエピステモロジーとしての特徴を持つ『正常と病理』が強調しているのは、公共的領域であり、エセーや省察の実践とは相容れない。

とはいえ、『快楽の活用』序論におけるミシェル・フーコーの示唆によって、われわれはこの道に踏みとどまる。フーコーは言う。「試み（エセー）は真理のゲームにおける自分自身を変容させる試練として理解されなければならない。それは哲学の生ける身体である。少なくとも哲学がいまもなお、かつてそうであったもの、すなわち、思考における一種の「苦行」、自己の鍛錬であるのであれば、だが。[*3]」ミシェル・フーコーはエセーを真理の鍛錬として定義している。この真理の鍛錬は自己の変容へと到達する。真理の作業によって、私は自分自身の原初の素朴さから解き放たれる。「それは哲学的鍛錬である。その目的は、自分自身の歴史を思考する作業によって、思考はそれが暗黙のうちに思考しているものからどれほどまで解き放たれるか、そして、どれほどまで、他のやり方で考えることができるかを知ることにある。[*4]」エセーは真理の作業における自己の変容のための鍛錬である。正常なものが病理的なものに対して持つ関係を、私はどこまで今考えているのとは違うやり方で考えることができるのだろうか。いかにして、病理的なものに正常なものの単なる変容を見出すような、ある種のありふれた正しい考え方から抜け出せるのだろうか。

あらゆるドグマティズムの危険に逆らって、カンギレムによって選択された試論（エセー）や省察といった言葉が明らかにするのは、思考の自由な方向性である。思考は尊敬されるために行われるのではない。それは試みられなければならず、場合によっては、否定されねばならない。よって思考するとは、自分自身を賭けることであり、困難な問題に対して耐え抜き、付きしたがう自分自身の力を試すことである。試す技術は、人間の生の総体に、試練の側から関わる生の冒険として理解されねばならない。このような主題系にニーチェ的な響きをどうして思い起こさずにいられるだろうか。「世界のなんらかの相対的考察のうちでそれっきり安らうということへの深い嫌悪。これと反対の思考法の魅力、すなわち、謎めいた性格の刺戟を奪い去らないこと。」[*5]

哲学することとは、さまざまな概念の意味について、その外延と内包において働きかけることである。働きかけとして定義される哲学は、作品の観念を相対化することに寄与する。カンギレムにささげられたシンポジウムへの国際哲学コレージュからの招待を、カンギレムはこの意味で断った。「私の年齢では、自分がこれまでやってきたのとは違うやり方をするのは不可能ですし、私の作品

---

*3 Michel Foucault, *L'usage des plaisirs*, Paris, Gallimard, 1984, p. 15.〔ミシェル・フーコー『快楽の活用』渡辺守章訳、新潮社、一九八六年、一六頁〕
*4 Michel Foucault, *Ibid.*〔フーコー、同書〕
*5 *Volonté de puissance*, Paris, Gallimard, 1995, livre 3, §378.〔『権力への意志　下』原佑訳、筑摩書房、一九九三年、一七一一八頁〕

と人が呼ぶものを、私の仕事の痕跡以外の何かと考えることもできないのです。」これは人生の終わりのひとこと、人生の冬の言葉であるが、それが示すのは作品の背後へと消えていく生ではなく、ある職業にささげられた人生の背後で、完結が先延ばしされる作品である。作品とは、ある哲学的経験の事実というよりも、外部にある目録である。もし一人の哲学者の人生がその概念的経験と一体であるなら、その哲学は概論、体系、作品といった言葉によって定義できるような自己への閉じた関係において探し求められるのではもはやなく、むしろある実践への開かれた関係の中に見出される。この実践を著作の形でまとめたものが明らかにするのは、偶然性であると同時に必然性でもある。『正常と病理』は一個の哲学的作品として理解されてはならず、むしろ無為＝非作品化désœuvrementの一戦略の様相を帯びている。無為という言葉が示すのは、省察の自由な実践において、生をわがものとし、思いのままに操ることである。このような著作の読解を、われわれは行いたい。

哲学と規範

省察と問題

『正常と病理』の序論は、省察と問題という二つの概念の意味の画定を出発点とする、哲学の改革の予告として読むことができる。「哲学とは省察である」（NP, 7 九）。この省察は哲学に外的な問題に直接結び付けられる。すなわち、「人間における病理的な構造と挙動の問題」である（NP, 7 九）。問題の外在性は哲学的省察が可能であるための条件である。「哲学とは省察である。この省察にとってあらゆる外部の異質な題材はよいものであり、こういってもよいだろうが、あらゆるよい題材は外部にあり異質である」（NP, 7 九）こうして、省察はその源泉をその外部にある問題に見出し、その問題の真摯な把握によって発展する。哲学とは省察を問題の中に置くことである。問題は何よりもまずその持続性によって特徴づけられる。問題は省察に先だって存在する。省察は問題を消し去ろうとするのではなく、それを保存しようとする。カンギレムは「問題を保存するためのさまざまな努力」について言及する。規範の問題の存在は、歴史的多様性の背後に消えることはない。哲学的省察は、規範の問題と一体をなしている科学的多様性の歴史に還元されない。省察は一つの方向性を復元することを目指している。哲学的分析の使命は科学的事実の多様性を明らかにすることではなく、省察のゲームの中に、問題として定義される統一性の諸原理を、再び導きいれようとすることである。

省察の発展は、問題が作り上げられていく中において明らかになる。「序論」はわれわれに貴重な示唆を与えてくれる。(1)問題を立てるとは、問題を創造することである。(2)問題を創造するとは、完全に新しい問題を発明することではなく、むしろ既に解決された古い問題を問い直すことである。「このように進むことによって、われわれは哲学的思考のある要請に従うことになるだろう。すなわち、既に立てられた問題を手放してしまうよりは、それらを再び問い直すという要請である。」(*NP*, 9 一一)(3)問題を問い直すとは、問われたことからまだ問われていないことへ、思考されたことからまだ思考されていないことへと問題を移動させることである。このような実践は、科学的精神と臆見を区別したバシュラール[*1]から借用された。この区別は所与のものと構成されたものの対立を下敷きにしている。臆見が明証性のしるしを持って現れてくる一方、科学はある意味を構成し、否定的には、臆見の主張の破壊を出発点として、そして肯定的には、問題が必要とする構成の運動において、この意味を問題として確立する。[*2]科学‐臆見というこの区別はカンギレムによって本質的な仕方で屈折させられる。というのも明証性‐問題という対立はもはや臆見と科学の関係についてのものではなく、科学と哲学の関係に関わるものだからである。科学がある種の意味を自明であると考える一方で、哲学的努力は科学的諸言明の問題的含みの本性を再発見する。カンギレムが哲学に与えるのは、バシュラールが科学的精神に与えていた問題感覚である。カンギレムが考察していたような哲学的精神は、問題の構成において、バシュラールが否定した具体的な外在性に頼っている。こうして、問題は哲学の場において探究することであるよりも、この場の外へと向かうこととなる。思考されえないものとは、登場の時を待つ、いまだ思考されざる潜勢的なものではない。思考されえないものは、思考にとって完全に異質な対象としてまず価値づけられる。バシュラールによって、「認識論的障害」として無価値なものとされた具体的なものそれ自体が、カンギレムによって哲学的省察の条件として導入されている。

ここで医学は、哲学に移しかえることのできる方法を与えてくれるが、それは問題を解決するためではなく、むしろ問題を抽象的なものから具体的なものへ移すためである。「われわれが医学に期待していたのは、具体的な人間の諸問題への導きであった」（*NP*, 7 九－一〇）。医学的方法の哲学的身ぶりへの拡張が可能であるかを真剣に考えるならば、科学としてではなく技芸としての省察を構築せねばならないだろう。「われわれにとって医学はかつて、そして今もなお、厳密な意味での一つの科学であるというよりも、複数の科学の交差点に位置する技術、あるいは技芸である」（*NP*,

---

＊1　*Formation de l'esprit scientifique*, chap. I, Paris, Vrin, 1938, p. 14.〔ガストン・バシュラール『科学的精神の形成』及川馥訳、平凡社、二〇一二年、二五頁〕

＊2　バシュラールは述べる。「何よりもまず知るべきは、問題を立てることである。科学的生においては、人がそれについて何と言おうと、問題はひとりでに立てられることはないのである。まさにこの問題についての感覚において真の科学的精神の徴が与えられるのである。」*Ibid.*〔同書〕

七一〇)。医学は諸科学を借用した一つの実践である。医学は介入という行為によって、さまざまな知を評価する。これらの知から、医学は応用を引き出す。同じく哲学も、哲学的言説の実践的評価である。省察はこうして、複数の科学の交差点における多様な問題の位置に関する哲学的技芸となるものの、厳密な意味での科学として考えることはできない。

これによって、真理の概念の修正も余儀なくされる。省察が問題に関する技芸であるならば、真理は科学的対象としてのみ考察されることはもはやできない。ソルボンヌで一九六八年二月二七日に行われた討論において、カンギレムはこのことを明確に述べている。「ある日、私は、テレビ番組を見ていた哲学の生徒たちを、おそらく怒らせてしまいました。生徒たち、そして彼らの教師たちもです。なぜなら私はこう言ったからです。真理は科学的なものしか存在せず、哲学的真理などはない。だから私は、よそで言ったことをここでもう一度言うつもりでいます。しかし真理は科学的なものしか存在しないということ、あるいは科学的認識のそれしか客観性が存在しないということは、哲学が対象を持たないということではないのです[*3]。」とはいえ真理を科学へと縮減してしまうことは、哲学の機能をなくしてしまうことではない。哲学は真理を生産しないものの、真理を評価しようとする。問題を定式化することによって、科学的言説における真理のさまざまなレベルを理解することができる。真理から問題へ、概念をつくる悟性から省察する理性へのこの移行によって、新たな視点へと到達することができる。哲学が興味を持つのは、科学的言明に内在的な真理の諸価値を、ある視点の中に置くことである。つまり、哲学とは諸価値の評価であるという、ニーチェへの回帰である。哲学が描き出すのは、既存の真理についての諸規範について思考できる省察の規範である。

規範と哲学

ジョルジュ・カンギレムは、一九四二―四三年の講義「諸規範と規範的なもの」の「哲学的思考の規範的特徴について」と題された回を以下の言葉で終えている。「哲学とは生命についての問いであり、それによって既に生命の充足に対する脅威である。生きる理由を探し求めつつ、生命がその手段であるはずのものを探すことによって、命を失うさまざまな理由もすぐに見つけだすことになる。生きるものにとって、生命が断ち切られることの中に、単なる偶発事ではなく価値を見出すことほど理屈に反することはない。」このテクストは、哲学が生命に対して持つベルクソン的な関係を明確に示している。哲学は生命と決別するための知性の努力である。なぜなら哲学はエラン・ヴィタルの運動を逆転させるからである。哲学は生命に疑問を呈しつつ、生命の中に否定的なものを導入する。したがって、生命はそれ自身に付きしたがうことをやめる。生命は、逃げ出したいと願う危険へと導かれてしまう。生命はそれ自体の目的を持っている一方で、哲学は不安な理性のた

＊3 このテクストは以下に所収。*Structuralisme et marxisme*, Paris, « 10/18 », 1970, p. 205-265. この点については、エチエンヌ・バリバールが論文「ジョルジュ・カンギレムの哲学における科学と真理」において提案している注釈を参照（*Georges Canguilhem, philosophe, historien des sciences*, Albin Michel, 1993, p. 62-63）。

めの手段を生命から作り出す。生命と切り離された知性は、知性が生み出すさまざまな理性の中に、生命よりもすぐれた理性を探し求める。カンギレムが、虚偽の問題を作り出す偽の創造的哲学を批判するベルクソンをただなぞっているだけであるかのようにすべては進んでいる。[*4] しかし、まさにそこにベルクソンとの類比は限界を見出す。というのもカンギレムは、生命に密着し、唯一の個別的な直観の中で、生命と一致する別の哲学に訴えようとしてはいないからである。

哲学は生命の所与を疑問に付す批判的態度として思考される。「哲学は、それが判断しようとする人間のあらゆる機能についての批判的態度でないということはありえない。なぜなら、哲学はそうした機能を意識の完全性の中に組み込みつつ、その意味を探し求めるからである。[*5]」判断についての批判的態度として定義された哲学は、生命の要請を見失った知性の産物ではない。そこにベルクソンとの根本的差異がある。生命と異なるものを作り出すことは、生命を忘却することではない。生きる人間のために問いを提起すること、「批判的態度」を取り入れること、それは生命の意味を言葉の中に霧散させることではなく、意味の観念それ自体にしたがって生きようとすることである。カンギレムが哲学は生命を脅かすと示唆するとき、彼が言いたいのは、生命にとっての脅威を作り上げることによって、哲学がわれわれを生命から遠ざけるということではない。彼が言いたいのはまったく別のことである。哲学は生命に近すぎるがために、それを脅かさずにはいられない。哲学はまさに生きる人間の態度になり、意味の要請をめぐる人間の諸経験を組織する。意味にしたがい生きるということは、あらゆる哲学的言説のライトモティーフを基礎づけている。

哲学は意味にしたがい生きることを要求するが、意味は、生命の経験に対して常に二次的である。この逆説は一九六六年の未公刊講義「諸規範と規範的なもの」の「判断、価値、生命」において明言されている。「哲学は生命との関係では二次的なものでしかない。」哲学の二次的性質によって、規範の観念が直接的に導かれる。哲学が生命の意味を与えるのならば、哲学は生命の後に遅れて来る。哲学は生命に根差している。なぜならそれは生命より後にあるものだからである。哲学的規範が存在するのは、生命が哲学に先立っているからにほかならない。規範は常に二次的である。

一九四二―四三年の講義の冒頭で、カンギレムは規範を、「何らかの対象、出来事、行為に対して、暗示的あるいは明示的な何らかの目的との関係においてある価値を」与える結果として定義している。つまり対象、出来事、行為は規範に先立っている。この観点からは、生命はまず異常なものである。なぜなら、十分な規範性の不在こそが、未来の規範化の要請を呼び起こすからである。もし対象、出来事、行為が、最初から規範と一致しているのであれば、規範はもはや何も規範化しないであろう。規範とは、ある価値判断の措定であり、この判断において規範化の要請との関係における「現在持っているものの不十分さ」が示される。ゆえに、カンギレムが講義で述べたように、

＊4 Bergson, *La pensée et le mouvant*, « Introduction II », « Les faux problèmes » Paris, PUF, 1938, p. 64-70.〔アンリ・ベルクソン『思考と動き』原章二訳、平凡社、二〇一三年、八四－九〇頁〕

＊5 カンギレムによる、ストラスブール大学文学部での一九四二―四三年の講義〔« Cours de philosophie générale et de logique Année 1942-1943 », *Œuvres complètes*, t. IV, p. 88〕

規範は「目指されたものと与えられたものの分割」であり、かつ将来の規範化の経験におけるこの分割の解消の可能性でもある。もしすべてが始めから規範的であったなら、規範は法則にとって代わられるだろう。しかし規範は法則には還元不可能である。法的領域においては、違反は法律と同時に存在する。違反は法律に先立って存在しない。法律を作ることで、法律家は同時にそれが犯される可能性も作り出している。不法なものは法律の措定によって、適法なものと同時に与えられる。規範は、常にそれとは異質の先行する存在を前提としているがゆえに、法とは異なる。規範は所与のものに目的を与え、所与を目標に包摂する。同じく、最初に存在するものは、目標や規範的なものではなく、目標に抗う所与、すなわち非規範的なものであり、だからこそ目標の要請が呼び起こされる。カンギレムが『正常と病理』で書いたように「非規範的なものは論理的には二次的であるが、存在の上では一次的である」（*NP*, 180 二二六）。実際、論理的観点からは、つまり文法的厳密さから言えば、最初に存在するのは「規範的」normal という用語であり、それからその論理的対義語として欠性小辞 a によって「非規範的」anormal が作られる。しかしながら論理は、哲学と同じく、生命についての一つの視点にすぎず、生命に根差している。生命に結びついている異常なものの優越は、欠如の意識を喚起しつつ、矯正を要請する。規範は初期の所与の矯正、修正、あるいは同化の原則となる。

哲学においても、論理的には哲学は非哲学より前に作られるとしても、非哲学的なものは、時間的には哲学的なものに先立って存在する。哲学の規範的活動は、生命の素朴な所与という非規範的なものによって条件づけられている。こうして哲学は生命に根差し、生命の諸規範を作り上げていくが、この規範の目的は、生命をある意味に結びつけることである。哲学的規範は常にそれに先立つものを矯正しようとし、先立つもののあり方に戻ろうとはしない。このような手法は、一九四二―四三年のカンギレムの講義「諸規範と規範的なもの」の冒頭の数頁で分析されている。あらゆる事実、行為あるいは出来事はそのすべてが規範化を求められるのではない。その中でも、〔規範の〕要請に対して不十分であると認められたものだけに規範化が必要とされる。ある規範の性質が教えることとは、それが実際にどのような特徴を持っているかということではなく、その使用法がいかなるものかということである。この使用法は価値と密接に結びついている。規範が表現しているのは、ある現実の領域を規定する諸価値である。ゆえにある対象が規範となりうるのは、主体の決定によるしかない。この主体とは「規範創造的意図 intention normative を明示し、規範にのっとり normalisatrice 規範化する normalisante 決定を行う」主体である。[*6] こうして非哲学は規範創造的意図をかきたて、それによって哲学的判断は構成される。

このように、哲学的規範とは、規範創造的解釈の枠組みを課すことによって現実を変容するという事実ゆえに、ひとつの判断の技術である。この哲学の技術への屈折は、矯正的諸判断が人間の経験と取り結ぶ関係の中に存在する。他のさまざまな技術と異なり、哲学的「技術」は規範創造的で

＊6 *Ibid.*〔同書〕

あるが、それは二義的かつ抽象的にそうなるのではなく、一義的かつ具体的にそうなのである。この技術は手段の探究や部分的な充足ではなく、存在の全体に関するものであり、対立、係争、混乱などに計測の単位を与える。カンギレムが一九四二―四三年の講義において引用したのは、哲学を精神の医術として定義したストア派であり、また精神の統制であると考えたアランである。黄金時代が混沌から生じるように、哲学的規範は御し難く太古的かつ原初的な所与から生じる。このように哲学は、規範の省察的図式を措定することで生命に根差しているのだが、この図式の使命とは、生命のさまざまなへだたりを理解し、統一することである。哲学的諸規範の措定が目指すのは、生命の非規範的な暴力を認識し、同時に消し去ることである。同様に、カンギレムが講義で強調しているのは、古代において知恵の概念を生み出した要請が、「経験の不安を引き起こす、不安定で痛ましい、そして非規範的な特徴」に答えて、「意識の規範的なある形式」を定義したということである。人間の経験の先行性は、その直接的、個別的な特徴によるものである。この先行性が必然的に喚起するのは、規範創造的意図であり、媒介そして普遍化を行う力である規範創造的決定である。規範的なものが描き出すのは、人間経験のかつての状態の操作的否定である。哲学的規範はもともと規則が存在しなかったところに規則を与える。「哲学は二義的契機でしかありえない。哲学は価値の間の対立によって呼び起されるものなのだから、哲学が価値を作り出すのではない。[*7]」

哲学が提案する規範創造的ネットワークは二重のものである。一方でそれは歴史的である。すなわち、哲学は、異なる文明や文化の中に含まれているさまざまな価値の探究によって、「人間の経験にある価値を与えるための人間精神の努力」として理解される。[*8] 哲学はさまざまな文化に含まれた諸規範を引き出そうとし、それらから具体的なうわべの衣服をはぎ取ろうとし、人間経験のモデルとしてそれらを構成しようとする。他方で、規範創造的ネットワークは批判的である。つまり、人間経験の規範となるにふさわしい価値を選択することは、必然的に選別し、階層化することである。価値の選択は、批判によって構築されるヒエラルキーなくしては行われえない。

哲学者 - 教師という人物像

一九四二―四三年の講義において、哲学は「生命を基礎づける、生きるための知 savoir-vivre としての生命の意味の探究」として提示される。この視点から、哲学的規範は、社会的、政治的あるいは宗教的諸制度とは異なる様相のもとで、人間のさまざまな関心を示している。これらの諸制度が、集団としての人間の諸規範に含まれうるものを保持する一方、その反対に哲学は個人的な規範を提案する。生の意味の探究は必然的に個人的活動である。社会的規範とは正反対の哲学的規範によって、個人は社会的媒介を経由することなしに価値や観念に直接的に寄与することができる。このような関係は哲学から「非社会的活動」を作り出す。哲学の学派というものはせいぜい団体であ

＊7　*Ibid.*〔同書〕
＊8　*Ibid.*〔同書〕

り、社会ではない。カンギレムの独創性は、まさにこの非社会的特徴によって、社会的諸規範に組み入れられている哲学的諸規範は主張した点にある。この相互帰属はいかなる融合や混同も意味せず、むしろ社会的なものの根源的な場の出現、すなわち学校の出現を意味する。学校、そこでは思考の非社会的な美徳が社会的美徳として認識され、にもかかわらず哲学者はその活動を制限されるような場に組み込まれることはない。

一九九一年の小文「今日のフランスにおいて哲学者とは何か?」においてこの問いを違う形式で扱いながら、カンギレムは、哲学者はいかなる社会的組織にも根差すことができないという事実に立ち戻る。なぜなら、哲学者はその「批判の義務」によって近代性の諸構造から距離を置くことを自らに課しているからである。哲学者は自分の生きる時代に寄与することはできず、常に事実の限界の外部で、自分自身の発言によって開かれる空間の自由の中で行動する。発言すること、それはあちらこちらへ走り回ることではないか? あるいは、意味の探究においてさまようことではないか? 教師の地位だけが、偽の哲学という今日猖獗をきわめる支配的諸形式に対する理論的抑止力を提供しつつ、哲学的な経験を保証してくれる。哲学者-教師に対するカンギレムの擁護によって、今日の社会における哲学の存在様態が強調される。教師の地位が哲学者に与えるのは、規範的判断を作り出すことをやめることなく、日常生活との関係を持つ可能性である。諸制度の公的性格は、哲学を国家的なものにすることはもちろんないものの、哲学の必然的に公的な地位を守っている。*9

乗り上げてはならない二つの暗礁がある。第一の暗礁は、ジャーナリストやエッセイストの文章がおおざっぱに示す、センセーショナルなものや美しい形式を追い求める美文に関係している。自分を作家であると考える哲学者は、自分の特殊性を放棄し、自分自身が書くものの中に、自分の存在理由の出現を探し求めるという、社会が持つ勘違いをただすことはない。哲学者の作家への変容は社会の症候を明らかにする。この社会にとって、書くことは、論証の代わりに楽しみを与えてくれる社会的な存在様態として理解される。真理の規範によって拘束されている哲学者の厳格さは、こうして、その地位によって出来事の拘束から解放された作家の活力の前に消え去ってしまう。われわれは本質的にスピノザ的な観念をふたたび見出す。哲学者は、作家が持っていると考えるような、真理を言うあるいは言わないという自由を持っていない。哲学者はこのような規範によって拘束されている。真理の規範を作り出すのは哲学ではなく、真理の規範の必要性こそが哲学の必要性を作り出す。このような考え方は実践的かつ根本的な影響を持つ。なぜならこれによって、哲学者はそこここで現実に介入するようになるからである。この介入は哲学者の自由を示す抽象的計画によるのではなく、現実それ自体に対する内的必然性の枠内で行われる。カンギレムは哲学のこのスピノザ的価値を二度にわたり強調している。「脳と思考」[*10]の結論部においては、スピノザが歴史的必然性によって行動に拘束されていたことに直接的に言及し、カヴァイエスについて語るときは、

*9 *Commentaire* 誌（五三号、一九九一年春、一〇八頁）で、カンギレムは「哲学教育の入門的な制度的側面」について記している。〔「今日のフランスにおいて哲学者とは何か?」のこと〕

レジスタンス期のカヴァイエスの「テロリスト的」行動は選択に関する主体的観点においてではなく、必然性の基準にしたがい考えられるべきであると間接的に述べている。[*11]

第二の暗礁は経済的領域において現れる。「営利企業の取締役」になりたい哲学者は、「カントに」逗留するかのように、[*12]「ミシュランに逗留する」と主張する。この逗留という語によって、哲学者が都市に対して持つ関係が明確になる。逗留が前提とするのは、過渡的で、落ち着かない訪問である。逗留している場所を去らねばならないというのは、ある種の不変性や、滞在とは異質の安心感を強調する居住とは異なっている。哲学者は会社を経営しつつ哲学すると主張することはできない。なぜなら、哲学的実践に必要な独立した態度を取り続けることが不可能だからである。（実存の目的として）個人が富むことは、哲学的活動が要求する私心の無さとは相容れない。

哲学者－作家が奨める文体、哲学者－企業家がわがものにしようとする採算性は、近代性の新たな形式を説明するものであるが、その中に哲学の場は見いだせない。教育機関だけが、哲学者に日常生活の中で批判的活動を行うことを許してくれる。かくして、哲学者－教師の活動において可能となるのは、一八世紀以来カントによって定義されている、批判の本質的可能性である。維持されるべきは、批判という哲学者の義務と、共和国という制度的実態の間の新たな結びつきである。批判が諸制度において認められているという事実によって、批判は集団的なものの中に入り込む。哲学者はこうして、ジャーナリストや企業家と同じ資格で、とはいえ異なるあり方ではあるが、集団的生の一要素となる。こうして哲学は、哲学者の実践として理解される。哲学者はその実存の現代性によって普段の生活の中に根を張っているのだが、この存在は諸制度の中での労働として定義されると同時に実存の具体性の錬成としても定義される。

とはいえ、都市へこのように組み込まれていたとしても、普段の生活の核心を作るものに参加することは前提とされていない。都市に属するとは、哲学者－作家や哲学者－企業家が行うこととは異なり、採算性や楽しみの戒律に賛同することではない。学校制度に組み込まれた自由の空間のおかげで、哲学者は都市に属している。[*13] このように、企業の哲学を作り上げようとする者は、企業の外にしか、すなわち評価するというその規範的機能を保証するような空間の中にしか存在できない。その居場所は企業の中や、たとえば人事責任者が保証するような統制や管理の機能の中にはない。[*14] 真の哲学者は、自身の言説の妥当性の保証として、空間的制約を与える。話すだけでは十分で

＊10　一九八〇年一二月のソルボンヌでの講演。*Georges Canguilhem, philosophe, historien des sciences*, Albin Michel, 1993, p. 11-32. に再録。

＊11　*Vie et mort de Jean Cavaillès*, Ambialet, Pierre Laleure éd., 1984, p. 31.「そしてスピノザの哲学がコギトなき哲学へのもっとも急進的な試みを提示しているがゆえに、それはカヴァイエスにとても近く、彼がレジスタンスの闘争の観念について、そして数学的構成の観念について説明せねばならない時に、彼のうちに非常に明確に現れている。」一九四三年には、ロンドンで彼はレイモン・アロンに言った。「私はスピノザ主義者であり、…、われわれがいたるところで必然的なものをとらえていると信じている。数学者の論証は必然的なものであるし、われわれが行う闘争も必然的なものだ」

＊12　« Qu'est-ce qu'un philosophe en France aujourd'hui?», *op. cit.*, p.111-112.

はなく、どこから話しているかを知らなければならない。唯一の可能な空間とは、批判という制度的「非‐空間」である。企業、新聞の空間は真理の言明の定式化を許さない。カンギレムはライプニッツの態度を強調する。ライプニッツは、コルベールに対して産業施設の建設を提案したことからわかるように、企業に興味を持っていた。しかし彼は稼働した一連の産業施設に積極的に関わろうとはしなかった。

一つの存在の差異が守られなければならない。その差異のあり方はそれぞれの主体の空間的位置にある。「哲学者と経営者の違いは何にあるのか?」この差異は「価値」と「尊厳」の違いとして現れる。[*15] 教師の経験は哲学にある種の価値を与えるが、それはこの経験が言説を真理にしてくれるからではなく、話す者の存在のあり方を権威づけてくれるからである。定義からして教師は、真理についての公的な目的において批判という配慮を自らに認め、こうして批判的尊厳の現実的可能性を繰り広げるが、この尊厳は哲学的テクストの真理の規範と両立する。[*16]

つまり、同様の哲学的位置づけがカンギレムのテクスト全体を貫いている。哲学が批判的かつ規範的な態度として理解されうるのは、(採算性や楽しみなどの)外的な諸要請によって規範づけられていない空間の内部において発言がなされる、という条件下においてのみである。哲学が問題を定式化できるのは、この言説の起源がただそれ自身の命令に帰着する場合のみである。

*13　Cf. Alexandre Matheron, *Individu et communauté chez Spinoza*, Paris, Minuit, 1969. カンギレムにおいては、マトゥロンによってその著書の五三一－五四一頁で指摘されたように、思想家の都市への帰属についてのスピノザ的モデルが見られる。マトゥロンは、自由な人間が常に誠実に振る舞うであろうことを示している。『エチカ』第四部、定理七二を参照。

*14　心理学に対して、精神の統制、管理であるとしてカンギレムが行った批判は、心理学者が分析対象とする場の中と外に同時に位置することの不可能さとして理解されうるだろう。「心理学とは何か」『科学史・科学哲学研究』Paris, Vrin 1968〔兵頭宗吉訳、法政大学出版局、一九九一年〕を参照。

*15　「今日のフランスにおいて哲学者とは何か」*op. cit.*, p. 112.

*16　同様の考え方はミシェル・フーコーによって一九七六年一月七日のコレージュ・ド・フランス講義で取り上げられている。「教育によるのでなければ、すなわち大体定期的に行われる公的宣言、公的論評によらなければ、いかにしてわれわれが行いつつある仕事を行うことができるのでしょうか？」*Il faut defender la société*, Cours au Collège de France, 1976, Paris, Gallimard/Seuil, « Hautes Études », 1997, p. 3.〔ミシェル・フーコー『社会は防衛しなければならない』石田英敬、小野正嗣訳、筑摩書房、二〇〇七年、三頁〕

病に試される生命

経験としての病気

一九四三年の「正常と病理についてのいくつかの問題に関する試論」は二つの部分に分かれており、各部分がそれぞれのやり方で、正常なものと病理的なものの境界について検討している。生命は、病気の健康に対する関係にしたがって分析されている。われわれが健康を定義しようとすると、ただちに多くの難点が明らかになる。実際、健康は疑われることのない明証性、あるいはそこにわれわれがわざわざ立ち返らないような日常的な状態であると思われている。カンギレムが『健康、通俗的概念そして哲学的問題』という小冊子において強調するように、健康は知の領域の外部に存在する。「健康についての科学は存在しない……。健康は科学的概念ではなく、通俗的概念である。[*1]」疑問のない明証性という形で、私の身体への関係が生きられている時にしか、私は健康ではない。カンギレムによって引用されているルリッシュの言葉、「健康は諸器官の沈黙の中の生である」は、このことを示している。したがって、健康の病気への関係は、科学的あるいは医学的表象の成果ではもはやありえず、何よりも、生ける人間が自身の生命に対して持っている生きた関係において結びつく。健康が自明であるのに対して、病気は疑いを導き入れる。この懐疑は知識の成果ではなく、直接的感情の結果である。私は自分が病気であるかどうかを知らないが、正しいかどうかはわからないものの、生命に対するある種の関係がおかしいと感じる。このように病気は何にもまして一つの問いであり、それは概念化の問題ではなく経験の問題である。健康と病気が科学的概念として確立されうる前に、「通俗的な」表象として機能するという事実によって、省察は言説を超え、病気の始原的な現実へと導かれる。病気の日常的理解によって生体の生命への関係は検討されねばならない。ピエール・マシュレの表現を借りるなら、問題は、諸言説の下に経験を探すことであり、この経験によって、生体は「苦しみの可能性へ、より一般的には悪しき生へ」と晒される。[*2]したがって、病気が考察されるのは、まず医学や生物学の側からではなく、病人が病気について持つ必然的に限定的で中立的ではない視点からである。病人の主体性は、外的な定義の多様性の手前にあり、生命の破壊の可能性に結びついている、生体に関するあらゆる分析の参照点である。したがって、病人の独自性を考慮に入れることで、正常なものの病理的なものへの関係の新たな分析が要請される。

一九四三年の「試論」の二つの部分はその意味で密接に関係している。第一の部分が提案するの

＊1　*La santé, concept vulgaire et question philosophique*, Pin-Balma, Sable, 1990, p. 14.

＊2　Pierre Macherey, « De Canguilhem à Canguilhem en passant par Foucault », *Georges Canguilhem, Philosophe, historien des sciences*, Paris, Albin Michel, 1993, p. 287.

は、歴史的には一九世紀に位置づけられる以下のテーゼを検討することである。すなわち、「病理的諸現象は、生命組織において」対応する正常な諸現象の「量的変動以外の何ものでもない」というテーゼである(*NP*, 14 一七)。第二の部分は病理的なものの独自性を復元することを目指し、ふたたび生物学における規範の概念を検討する。一九世紀の実証主義的ドグマによる、根源的事実としての病気の消滅(「試論」第一部)に対応するのは、医学の技術への注目による、病人によって生きられた病気の経験の解明である(「試論」第二部)。

こうしてわれわれは、「試論」が生物学的個体性の可能性の諸条件をどのようにして定義しようとしているかをよりよく知ることができる。「試論」第一部は、正常なものと病理的なものを均質化することを目指す科学的規範の構築による、生物学的個体の否定の諸条件に焦点を当てている。その一方で、「試論」第二部が明らかにするのは、さまざまな規範の経験における有機的個体性の解明の諸条件である。ゆえに問題となるのは、新たな経験的方法に頼ることによって、生きる個体性の哲学を基礎づけることであり、同時に、正常なものと病理的なものを同一視するドグマによって抹消されてきた、個体化の生命的諸条件を明らかにすることである。

「試論」の書物としての新しさが、そこでわれわれの前に姿を現す。見かけ上の体系性のなさは深い必然性に基づいている。それは、「試論」の二つの部分への分割によって提案されていると思えるような、第一の問題から第二の問題への移行ではない。むしろそれは異なる二つの視点から、一つの同じ問題を画定しようとしている。すなわち、歴史的研究(第一部)は原理的研究(第二部)

と対立するのではなく、双方が相似形の二つの分析的スペクトルによって、一つの問題の強い影響圏を構成している。このような哲学的パースペクティヴィズム[*3]は、概念のベルクソン的アポリアへの新たな解答を与えてくれる。もし省察の規範が、第二の規範の中で屈折させられるとしても、後者が前者と矛盾するのではなく、むしろ前者を豊かにするのであれば、生成としての生命は、概念化の中で硬直することはない。このように、「試論」の二つの部分は同一の問題の二つの面にすぎない。この問題は「試論」序論の最初の数行から明確に定義されている。それは、いかにして「人間における病理的な構造と挙動の問題」を解釈するか、という問いである。

生体の個体性を明らかにするという試みが前提とするのは、有機体としての個体が生命との関係を構築するやり方を理解することである。病気の経験において優先されることは、病んだ生体が生命に自身を関係づけるやり方である。この観点からカンギレムは、視座の転倒を行っている。病気において優先されることは、病気についての言説ではなく、病人によってなされる経験である。病気は生体を生体であらしめるもの、つまりあらゆる生物学的個体が生命を維持し、自身の力を増大させようとする努力をあらわにする。力の減少の可能性において確かめられる存在する力の増大は、有機体の問題であり、個体化の源泉である。

＊3　このパースペクティヴィズムは一九六六年の「正常と病理に関する新たな省察」の刊行に際して強められている。

このような特性は、カンギレムの分析を病気のあらゆる実証主義的単純化と区別する。病気の独自性はいかなる客体化の視座に解消されることもない。つまり二つの解釈の枠組みが並置されねばならない。病気の深い意味の中に入り込むためには、病める存在の経験を楽観主義の一形式の中に解決しようとする医学的思考も、病理的なものの経験を正常なものの量的変動に還元すると主張する科学的思考も役に立たない。第一に、医学的思考は正常なものと病理的なものの他性の観念を支持するが、その一方で病人によってなされる経験を考慮に入れず、したがって正常なものと病理的なものの区別を無効にする。実際、医学的思考は、存在の増大あるいは減少として病気を考えることで、存在論的に病気を決定しようとするにしろ、あるいは病気を自然の均衡を破壊し、新たな均衡の構成へと導く動的変調であると理解するにしろ、そのどちらの場合においても、病気は完全に客体化されるものの、個体的経験のあらゆる内容を消し去ってしまう（*NP*, 11-12 一三－一五）。第二に、生物学的思考は、その実証主義的形態において、同様の結果へと行きつく。この思考は、病気を自然が不可能な実験を代わりに行ってくれるものとして考える。この実験は、正常なものの機能を、病理的なものが与える望ましくない誇張によって、より明瞭に示すことを目指している。こうして、カンギレムが「試論」第一部におけるその批判的分析を、治療に対してではなく、むしろ医学理論と生物学に向けた理由が理解される。治療は病人によって生きられた経験なしですますことはできない。実のところ、医師にとっては、病人の経験が消失するのは、病人の名自体においてである（病人は、医師によって治癒しうる存在として常に主体的に考えられている）。この消失が前提とするのは、病める者の言葉に耳を傾けることであり、これこそが正常なものと病理的なものの差異化をもたらす。これに対して、カンギレムによって「試論」第一部で分析された理論的潮流は、自由な生きた主体性による経験という概念を、実験室での代替物に置き換えることによって、このような区別を抹消する。「病気はもはや健康な人間にとっての苦しみの対象ではなく、健康の理論家にとっての研究対象になった」(NP, 14 一七)。当時通用していた実証主義のドグマは、医学を組織化する。この医学は、「正常そして異常な生命の諸現象の現実的同一性」(NP, 14 一八)という生物学的公準によって再考されたものである。このような生物学的-医学的土台は病気のあらゆる生きられた意味を根こそぎ取り去り、病気を純粋な実証性として思考する。ゆえに病気は、自律的で否定的な、生命における否定性を出現させるような価値であるよりはむしろ、健康の価値を明らかにすることを目指した下位価値にすぎない。*4

＊4　カンギレムにとっては、規範が事実を価値へと結びつける限りにおいて、規範と価値の間に意味の同等性が存在する。生命の中で価値が規範に先行していると理解することは間違いであろう（このような先行性は一九四二―四三年の規範と正常なものについてのカンギレムの講義においてもいまだに見出される）。生物学的規範とは生命に内在的な価値の生命への組み込みである。この肯定的価値は、いわゆる否定的諸価値の排除によってのみ現れうる。それは、これらの否定的諸価値がまったく意味を持たないということを意味しない。選好される価値は嫌悪される価値の排除によってしか存在しない。さらに、規範創造性は、嫌悪される価値を犠牲にした、選好される価値の肯定を表現している。有機体による健康の維持の諸条件の探究は、この維持を脅かすさまざまな危険の排除を相互的に表している。

カンギレムによれば、病気についての実証主義的ドグマは、オーギュスト・コントとクロード・ベルナールとともに始まった。病気は正常なものの諸法則をよりよく描き出すためにしか理解されない（オーギュスト・コント）。あるいは、正常なものは病気に対して可能な介入をより明確にするために考察される（クロード・ベルナール）。二つの場合において確認されているのは、病理的なものの正常なものに対する同質性という同一の原則である。この確認がなされたのは経験から実験への移行のおかげである。このような実験は純粋に抽象的であるか（A・コント）、あるいは治療的妥当性を獲得しようとする（C・ベルナール）。こうして、正常そして病理的な生命現象の現実的同一性のドグマが、それが量的変動であることを除けば、科学的に構築される。このドグマは、その起源を病理学に対する生理学の優位の中に持っており、病理的な諸現象の中に、それらに対応する生理学的諸現象の単なる変動を見出す。健康と病気の質的区別は抹消される。「正常なものを科学的に構成しうるという確信は、病理的なものを結局抹消して終わるようなものである。」（*NP*, 14－七）病理的なものは、正常なものとの距離として価値づけられるのではなく、正常なものの単なる変動として提示される。あらゆる変化、あらゆる変形は禁じられる。なぜなら、それらは、あらゆる差異を、本源的な同一性へと導く疾病分類学的秩序の中に包摂してしまうからである。このような同一性と差異の間の同一性の結果として、病気のあらゆる他性が排除される。病気は生命に対する異なる関係の出現ではなく、むしろ当初の態勢の確認である。病気は、混乱や無秩序を生み出す生きられた経験としてではなく、正常なものの諸法則を拡大する実験として考えられる。

こうして、『実証哲学講義』[*5]の第四講義は、単純化された意味を発展させたとカンギレムには思われる。なぜならこの講義は、病気それ自体ではなく、経験の移行としての病気に関心を向けたからである。あらゆる実験が外的要因を介在させることで正常な状態を変容させるのだから、病気は自然発生的な実験の役割を果たしつつ、正常な状態についての非攪乱的な視点を可能にする。病気によって、正常な状態が、その諸特徴を変えることなく、ただ拡大されて明らかにされる。こうして病気は、実験を行いえない実験者に予期せぬ拡大鏡を与えてくれる。正常なものにとって破壊的な新奇性を生み出すのではまったくなく、病理的なものは正常な諸現象の同一性を知覚可能にしてくれる。病気は攪乱するとはいえ、真理を明らかにする。なぜなら病気は、正常なものについての実行不可能な社会的実験に代わる、自然の実験の役割を果たすからである。オーギュスト・コントは、変形や奇形の事例を同じ手法で分析している。まず病理的なものへと拡張された正常なものは、次いで奇形の科学へと拡大される。奇形学は病理学をただ補完するだけであり、この病理学は、今度は生物学を補完する（*NP*, 22 二八）。実験の地位は明確化される。正常なものの不可能な実験は、病理学的な実験によって補われる。病理学的な実験の謎めいた諸特徴は奇形学的実験においてさらに拡大される。確かに、連続的な実験におけるこれらの特徴の拡大は、正確さの喪失を意味しているが、それに反して、正常なものの諸法則を見出させる。ゆえに、あたかも病理的なものが医学

＊5　*Cours de philosophie positive*, Paris, Hermann, 1975, vol. I.

的概念であるというよりも社会的概念であるかのように、すべては進んでいく。この社会的概念によって、正常なものの領域において、ある自然的規範（とはいえその唯一の価値は社会的なものなのだが）に頼ることで、正常なものの実験の社会的諸影響を矯正することが可能になる。つまり、正常なものに対する実験がもたらす諸影響を未然に防ぐということである。病気は創造的な力ではなく、反動的形式であり、この形式の根本的な美点は、正常なものに対する実験の社会的諸影響を無効化するということである。

病人による生きた経験に対する実験の優越性が行きつくのは、病気それ自体における生物学的個体性の分離である。病気は生命の創造的個体化として考えることはできない。それは単に、病気がそれ自体には属していない意味の地平に帰着するからであり、この意味は正常の諸法則それ自体において探されねばならないからである。同様の問題化は二重の結果に行きつく。確かに病理的なものは新しい正常なものに他ならないが、正常なものそれ自体が前病理的なものに他ならない。正常なものや病理的なものといった概念にいかなる現実的な意味も与えられていないということは、いかなる経験もそうした概念に対応しないというのであれば、どういうことであろうか？　病気の生きられた領域の無効化が生み出すのは、正常なものと病理的なものの空虚な概念であり、これらの概念は決して操作的ではない。このように、正常なものは抽象化に他ならず、それ自体の生物学的現実を描き出すことをやめてしまう。

具体的なものの欠落は、正常なものの「規準」（*NP*, 22 二九）であり、そして正常なものの定義を不可能にする欠如である。オーギュスト・コントが作り上げた正常なものは、病気の生きられた経験の忘却によって可能になった虚構である。こうして理解されるのは、いかにして、正常なものが科学的概念としての価値を失い、単なる美的・道徳的教訓になってしまったかということである。「したがって、最終的にはこの調和の概念によって明らかにされるのだが、正常なものあるいは生理的なものの概念が行きつくのは、科学的概念というよりも、量的で多面的な、美的・道徳的概念である」(NP23 二九)。正常なものの概念は美的概念になる。なぜなら、それが示しているのは自然の諸影響と生命体の諸影響の間の可能な均衡であるからであり、熟達した観察者、すなわち学者はこの均衡に驚嘆することもあるのかもしれない。また、正常の概念は、自然の調和が命令的秩序を掲示するがために、道徳的概念でもある。ゆえに、正常なものと病理的なものの間に生気論者が認めていた質的差異を否定しようとして、オーギュスト・コントは正常なものについての量的概念に立ち戻り、質的概念の科学性の主張を貶めたのである。

結局のところ、正常なものと病理的なものの質的差異の抹消は、功利主義的発想による、ある社会的教訓を出現せしめる質的身ぶりにほかならない。この教訓にしたがうなら、存在するのは現実の無秩序ではなく、無視されている秩序である。「病気が生命の諸現象を変容させないと総括的に断言することで、コントは政治的危機の治療学が、さまざまな社会をその本質的かつ永続的構造へと導くことにあると述べることを正当化している」(NP, 31 四一)。このように、正常なものと病理的なものの同一化という科学的テーゼは、社会的かつ政治的起源の規範を隠蔽している。この規範は、秩序の哲学からその効力の根拠をくみ出している。こうしてわれわれは、カンギレムの方法の独創性をよりよく理解できる。この科学的ドグマの歴史を書くことは、一方では科学性の主張を破壊することであり、他方では、この科学的判断が、社会的起源を持つ規範的判断をいかにして隠しているかを示すことである。それによって、イデオロギー的内実に起因する、科学の思考されざるものが明るみに出される。科学的価値はあらゆる社会的価値から独立していないだけではなく、その適用領域も、あまりに強い社会的影響のせいで、科学的妥当性から遠ざかってしまうかもしれない。

クロード・ベルナールは異なった仕方で実験のドグマを繰り返している。ブルセやオーギュスト・コントとは反対に、「クロード・ベルナールがその生理学の一般的原則の裏付けとしたのは、統制可能な論拠、実験のプロトコール、そしてとりわけ生理学的諸概念の量化という方法である」（*NP*, 39 五三）。したがって、正常なものは適切な「測定」（*NP*, 40 五三）の成果であり、その内容は実験的に確定されうる。クロード・ベルナールは「正常なものの概念に実験的内実を常に与えることができると考える」（*NP*, 41 五五）。糖尿病患者の尿の分析が明らかにするのは、［有機体の］メカニズムの総体を考慮に入れることによって、質の概念から量の概念への移行を可能にする科学的努力である。もし私が生命現象の最終的表現の視点にのみ身を置くとするならば、糖尿病患者の尿の中の糖の存在は、この尿を「質的に異なる」ものとし、病理学的状態はこうして生理学的状態との関連で新たな質として現れる。反対に、私が尿の中に現れている腎機能の全体に関心を向けるならば、尿の中の糖の存在は、腎臓濾過における糖の存在と質的には同じである。ここでの唯一の違いは、高血糖と正常な血糖値の間の量的差異である。このように、「表面的影響」ではなく「機能的メカニズム」に注目すると、正常な尿を量的に糖尿病の尿と区別しつつ、何が正常な尿かが実験によって最終的に確定される。質というあやふやな概念を出発点として、質的差異としての病気理解を無効化するという関心によって、オーギュスト・コントは正常なものの新たな質的使用にたどり着いた。一方、クロード・ベルナールの功績は、一見したところ、質の生気論的概念を追放することに成功したことのようである。

とはいえ、カンギレムの二重の分析が示すように、それは事実ではない。第一に、クロード・ベルナールは、生理学的諸機能の構造における変容によって、糖尿病患者における腎臓の挙動comportementの質的側面を排除できると信じていたが、近年の研究が示しているのは、糖の過剰な存在だけでは糖尿病的分泌を決定するには至らないということである。病気がもたらす質的差異は、ある閾値によって定義される量的決定に与するために抹消しうるものではない。ここでは、挙動の概念が本質的である。器官の働きとは対応する生理学的機能の応答ではなく、ある生物学的態度の把握である。このように、「腎臓の挙動」（NP, 43 五八）という表現の使用が示しているのは、量的観点に吸収されえない、器官の自発性なのである。それによって、クロード・ベルナールによって行われた病気の量的決定に関する実験においても、病気を正常なものとは質的に異なるものとして扱わせるような、消し去ることのできない質的多様性は保たれている。「糖尿病になること、それは腎臓を変えることである」（*NP*, 43 五八）。正常なものからの病理的なものの派生はここに限界を見出す。なぜなら、「それらの状態の間の質の違いは残る」からである（*NP*, 43 五九）。

第二に、クロード・ベルナールによって企図された病気の機械論的説明は、病気という出来事を、特定の生理学的箇所に関連づけられた、必要なだけの機械的区分に分割する局在化から出発する。これによって、機械論的説明は有機体を分割し、生きた全体として有機体を理解することを妨げる。つまり、糖質の代謝は膵臓の分泌のみに還元されえず、有機体の他の諸要素に依存している。肝臓や神経組織の変調は糖尿病の原因になりうる。病気は特定の器官の量的変動に還元されるどころか、有機体全体の新たな反応の表現として現れる。病理的なものはいかなる場合においても生理学的なものと同等にされえない。

病気と挙動

結局のところ、実験は経験と衝突する。変動する生を病気への関係から除去することは、病気の性質をも変えてしまわずにはいられない。病気を実験に変容させる抽象化が考慮に入れないのは、有機体が自身の生命への関係を挙動の視点から理解する、そのやり方である。まぎれもなくこの挙動こそが、クロード・ベルナールに関する部分の最後でカンギレムが整理している、生きられた経験の問題系において中心的な観念である。正常な状態からの病理的なものの派生に基づいて、正常な状態と病理的な状態の連続性を打ち立てつつ、クロード・ベルナールが冒した危険は、挙動の概念を完全に分解することであり、あるいはそれをさまざまな実在に、そして有機体の関係する部分の中に分裂させることである。二つの場合のどちらにおいても、病的な挙動の特殊性は低く見られている。なぜなら、この挙動は有機体による生の一つのあり方の所有としてではなく、内的あるいは外的な混乱に対する局所的応答として理解されるからである。こうして、挙動は有機体の全体的統一体として価値づけられなくなり、機械論的特殊化の成果となる。この特殊化は有機体の全体を明らかにするというよりも、有機体に対する技術的枠組みの投影である。あらゆる行動が有機体の全体に関係するのであれば、病気は単に局所的変形に帰されるのではなく、有機体の全体に影響を及ぼす。ゆえに、糖尿病は単なる「腎臓の挙動」によって解釈されることはできない。それは生命体の挙動の全体性を明らかにする。より正確には、腎臓のある挙動について話すことは、挙動という用語を、有機体からの総体的な反響として解した場合にのみ意味を持つ。腎臓の挙動は有機体の中の腎臓の挙動を意味するのではなく、腎臓という視点からの有機体の挙動を意味している。ここでわれわれは問題の核心にいる。病気は、実験による事実というよりも、有機体の総体的挙動において構成される個体性によって生きられた経験の事実である。病気は有機体のまったく新しい経験であり、それによって病的な挙動は、連続性のただなかでの、本質的差異の突然の出現として理解される。この差異はカンギレムによって、他性と危険の観点から解釈されている。病気とは有機体が自身に対する関係の中に持ち込む危険である。ここには出来事についてのある思想が機能している。「病気が有機体の違犯の一種であるということは否定できるし、病気を、有機体がその恒常的機能の作用によって作り出す一つの出来事であるとみなすことも、この作用が新しいものであることを否定することなく可能である。生命体のある挙動が、まったく異なるものであるにもかかわらず、それ以前の挙動と連続性を持つことはありうる。出現の漸進性は、その出来事の独自性を排除するものではない」（*NP*, 49 六六）。

カンギレムが取り上げた一般的な言い回し「病気をする（＝作る）faire une maladie」は文字通り理解されるべきである。有機体は病気の主体である。病気が示す有機体の出来事は生命体の作品、つまり独創的な創造である。なぜなら病気は、生命を破壊することなく、その行く末を変化させるからである。このように、病気の新しさは断絶としてではなく、新たな質的閾の創造として機能する。そのすべてによってわれわれが導かれるのは、生命はそれ自身が創造であるという、哲学の中心的な立場である。出来事は、歴史的意味を獲得する前に、まず生物学的意味を持つ。こうして、歴史は第二版の序文での問いに合致した形で、生命に導入される。「実のところ、歴史を生命の中に持ち込むことが正当かそうでないかを知ることは、生物学的にも歴史的にも、重大な問題である」（*NP*, 5 六）。

ゆえに挙動はその社会的意味によって価値を持ちうるのではなく、生物学的創造の領域において再考されねばならない。挙動は生命の創造的経験を示す。カンギレムが一九五〇年に『正常と病理』の第二版序文において指摘したメルロ＝ポンティの『行動の構造』[*6]との状況の近さはここでその意味を十全に持つこととなる。双方ともに挙動（＝行動）を個人の総体による創造として理解している。メルロ＝ポンティの著作の第三章「物理的、生命的、人間的秩序」においては、物質、生命そして精神は、物理的存在、生命存在、物理的存在のような、自律的な仕方で存在する三つの異なる現実の秩序や分割された存在の類型ではない。これらの三つの水準が実際に示しているのは、三つの異なる意味の秩序であり、それはまた三つの統合の形態、三つの構造の形態として描かれもする。[*7] 一個の人間存在にとって、物理的、生命的、人間的行動（＝挙動）が存在するのではなく、人間的現実の全体として解釈される行動の物理的、生命的、人間的諸構造が存在するのであり、そのうちの一つが、行動の類型によって支配的になりうる。ゆえにそれぞれの秩序は挙動のある種の類型に関連した固有の構造を作り出すのである。

科学と技術

「試論」第一部第四章は外科医ルリッシュの諸見解に充てられている。[*8] カンギレムはこの章で、

＊6　*La structure du comportement*, Paris, PUF, 1942.〔メルロ＝ポンティ『行動の構造』上下巻、滝浦静雄、木田元訳、みすず書房、二〇一四年〕

＊7　*Ibid.*, p. 217.〔同書、下巻、一三〇頁〕

＊8　一八七〇年生まれ、一九五五年死去。胃がんの切除に関する論文で医学博士号取得。一九一〇年に外科のアグレガシオンを取得し、疼痛外科に従事した。彼によると、治療者は病理学における原因から結果へという結びつきから離れ、病的素地を助長する神経‐体液の不均衡や、それを作り出す化学的構成要素に注意を向けなければならない。

コントとベルナールによって行われた、正常なものと病理的なものの同一視が、技術に対する科学の優位に基礎づけられていることを指摘する。治療的介入の諸技術は、病理的なものが、暫定的にあるいは正常なものの偏奇によってのみ現実性をもつ限りにおいて、生理学との関係では二次的なものでしかない。生理学の治療学に対する優位が明らかにするのは、病理的なものに対する正常なものの優位であり、この優位自体が病気の生きられた経験に対する実験の優位によって明らかにされる。

カンギレムによれば、外科医ルリッシュは科学の技術への関係を逆転させている。技術的事実に関する論拠が必要とするのは、治癒しようとする個人のそばに身を置くことである。治療術としての医療技術は、医学が提供する技術的手段に関心を持つ生物学的個人の観念を再び持ち込む。こうして臨床医としてのルリッシュは、コントとベルナールとの関係において、ある断絶を画す。なぜなら重心が生理学から病理学へと移動するからである。「ルリッシュが考えていることは、病理的状態によって生み出される医学的かつ外科的技術から、生理学的な認識へ進むことが、実際にはほとんどの場合起こるのであり、権利上はほとんど常に起こらなければならないということである」(NP, 58 七九)。医学的技術から生理学的認識へと移動すること、それは医学的身ぶりから、その身ぶりが現実化している規則へと向かうことである。医学は個人を手当てすることによってしか価値を持たない。ゆえにそれは一般的規則ではなく治療的技術から出発する。

しかしながら、ルリッシュの位置は、カンギレムによって、コントとベルナールの分析に近づけられている。表向きには、ルリッシュは、治癒を望む個人と関係していると主張している。実際には、ルリッシュにとって基礎的である臨床学的経験は、病人によって生きられる病気の個人的意味を相対化してしまう。確かに、われわれは抽象的な実験（コント）あるいは具体的な実験（ベルナール）から、治療的経験のより直接的な領野への移行を目撃している。しかし、治療の諸技術が行きつくのは、病人の単独性の中和である。医療技術はこうして、抽象的な実験、客観的な経験、主観的な個人的危険という三重のつまずきを避け、純粋医学の可能性の諸条件を明らかにする。このような医療的純粋理性批判が行きつくのは、医学において、病気の病人への関係を解体することである。それは同時に、医師が保持する病気についての認識によって行われる、病気の生きられた経験の留保へと結びつく。医学は帰納的方法によって病人から医学へと向かうのではなく、むしろ、病人を遠ざけることで、医師のアプリオリから病気へと向かう。個体という残余は余計なものとして再び取り除かれてしまう。個体性とは厄介なものであり、病気の状態の診断においては意味のない変質である。病気におけるあらゆる個体的指標の削除は、病人が苦痛に対して下す判断から距離を置くことを前提とする。病気あるいは苦痛をその判断によって説明しようとすることで、病人はそれらの本性を損なってしまう。そのようにして、病人は自然的過程を人間化してしまう。そしてカンギレムは、ルリッシュのこの点に関する二つの明確な文章を引用する。「もし病気を定義したいのなら、病気を脱人間化せねばならない」。「病気において、結局のところそれほど重要でないものとは、人間である」（*NP*, 53 七一）。病気は病人によって認識された時に始まるのではなく、病人が必ずしも気づくわけではない機能的欠損において始まる。結果として、病気の定義は必然的に第三者の問題であり、この第三者は病人の生の外にありながら、科学のおかげで病気の展開の内部にある。

カンギレムがルリッシュにあてた批判は、病気の非人間化に関係している。このような立場をカンギレムは支持できない。なぜならそれは病気の個人的現実を見誤っているからである。病人は自分の病気について必ず判断を下す。あらゆる病気は、それに意味を与えようとする病人に結びついている。ゆえに病人への注目が必要となる。このような試みが可能になるのは、新たな経験主義に頼ることによってのみである。カンギレムはこの経験主義を「知的冒険の哲学であり、[…] 過度の合理化を試みる実験的方法がその反動として見落としている哲学」として定義する（*NP*, 62 八四）。合理化の領域における経験主義と実験的方法の対立によって、経験主義は医学的合理化のさまざまな主張を、病人の知覚に頼ることによって限定的なものとすることができる。したがってわれわれが目撃しているのは病人の真のエッセ・エスト・ペルキピ *esse est percipi*[*9] であり、いかなる合理化もそれを消し去ることはできない。「ゆえに、今のところ事実の上ではそうでないにしろ、権利の上では常に、病気であると感じる人々がいるから医学が存在するのであり、医者がいるから人々は自身の病気に気づくのではない」（*NP*, 53-54 七二）。

こうして生物学的個体性の理論が出現するが、この理論の正当性は苦痛についてのある分析に求められている。「われわれにとってまさに重要に思えるのは、医師が、人間の具体的な個体性の水準においてのみ意味を持っている、全体的反応という現象を、苦痛の中に見出していることである。」（*NP*, 56 七六）。病気はそれが前提とする苦痛の経験において、生物学的個体性の存在を明示する。この個体性は、人間の個体性に関しては、主体性として現れようとする。生物学的個体性は病気の総体性によって発見される一方、主体性は病気の中に、「意味」という言葉がその創造に寄与する、自主性や活動性のモデルを導入する。苦痛が個人にとってのみ意味を持つと述べることは、そのような個体性のみが、意識が病気への関係において含み持っている意味の探究によって、自分自身を主体性として組織しうるということを強調することである。生きる人間と動物の間の差異は、ここでは生物学的個体性の中での主体性の可能な構築によって提示されている。もし病気が生体の個体性全体によってのみ意味を持つのであれば、それは意味の意識的関係において病気をわがものとする主体性によってのみ、意味として把握される。もし病気が個人性を作り出すのなら、反対に、主体性が病気に対して与える意味によって、主体性は病人を作る。「人間は病気になったり、悲嘆に暮れたりするように、苦痛を作り出す。それを受け取ったり、耐え忍んだりするよりもむしろ、作り出す」（*NP*, 56-57 七六－七七）。もし個体化する行為が、総体的行為として、病気や苦痛あ

＊9　バークリーに従えば「存在することは知覚されることである」、cf. *Traité des principes de la connaissance humaine*, *Œuvres I*, PUF, « Épitéthée », 1985.〔ジョージ・バークリー『人知原理論』宮武昭訳、筑摩書房、二〇一八年〕

るいは悲嘆に帰着するとすれば、その反対に、この個体性を主体化する行為は、病気の意味、苦痛の意味、悲しみの意味を与える者としての人間に行きつく。個体化の根源にあるものとは知覚である。私は病気であると感じる。反対に、主体性の根源にあるものは、この初歩的な知覚について私が行う意味の構成である。それによって私は、意識の行為の中で自分自身を病気の主体として感じる。私は病気であることを知っており、その結果として、私は病気である。生きた主体性は、個体化を行う活動だけでなく、この活動を意識することによる、自分自身に対する関係の変容をも意味する。「ところで、少なくとも［病気の］効果の一つである苦痛によって、われわれは抽象的な科学の領域をきっぱりと離れ、具体的な意識の領野へと赴くのである」（*NP*, 57 七八）。個体性が関わるのはある行動の総体性である一方、主体性が姿を現すのは、この行動に対して意味を与える意識の可能性においてである。こうして、苦痛は病人による自身の病気についての主観的判断をもたらすのだが、この判断はルリッシュが排除しようと望んだものである。主体の関与としてのこの判断は、カンギレムによってまず健康と関連づけられて否定的に定義される。「健康な状態とは、主体がそこで自分の身体について無意識であるということである」（*NP*, 52 七〇）。肯定的な定義では、それは苦痛を感じる「主体の活動」によって定義される（*NP*, 57 七七）。

カンギレムはルリッシュの明快な読解だけでは満足しない。カンギレムが示そうとするのは、ルリッシュの分析が、正常なものと病理的なものの同一視という初期の計画を越え出ているということである。実際、生理学の病理学に対する優位を逆転させつつ、この計画が強調しようとしたのは、生理学によっては理解されない生命の潜勢性を、病気が明らかにするということである。こうして、ルリッシュは生命のさまざまな可能性を現実化する病気を媒介として、「生命の新たな歩調」（*NP*, 59 八〇）を示した。この新しい歩調こそが、正常なものと病理的なものの同一視が前提とする、生命の諸現象の同一性と共約不可能な、生命に内在的な他性を作りだしている。

科学的問題とイデオロギー的価値

コント、ベルナール、ルリッシュの分析によって明らかになるのは、カンギレムが第五章「理論の意味」において発展させている哲学的方法である。問題は、ある観念の歴史を書くことよりも、ある価値によって支えられている問題の歴史を書くことである。生命の諸現象の統一的価値に基礎づけられた、正常なものと病理的なものの同一視は、否定的であると判断された価値の抑圧によってしか、すなわち、病気という生きられた経験の個体性という価値を抑圧することによってしか行われえない。一つの科学の歴史は、この価値の忘却によって構築される。

正常と病理の諸現象の同一視についての科学的ドグマの歴史を提案することは、この抑圧の理由について問うことを前提としている。この理由はイデオロギー的なものである。イデオロギーは、科学的言説を構造化する、理論的な思考されざるものとして理解されねばならない。『イデオロギーと合理性』においてカンギレムは、科学に関する二つのイデオロギーの形式が存在することをわれわれに教えてくれる。第一に、科学者たちのイデオロギーであり、「科学者が、自身の研究方法や対象との関連づけの方法を定立するために生み出す」言説の総体として定義される。[*10] 第二に、科学的イデオロギーは「認識の空間において」ある位置を占めようとする野心に結びついている。[*11] カンギレムは主に後者のイデオロギーを取り上げる。なぜなら、それは知の内部から生じているからである。科学史は、科学的イデオロギーの歴史を必然的に含まなければならない。[*12] 結果として、正常と病理の諸現象の同一性という科学的ドグマの歴史は、イデオロギーの諸メカニズムの歴史を含んでおり、その系譜学を行わなければならない。「試論」においては、このイデオロギーのメカニズムは知に外的である（科学者のイデオロギー）。こうして、第五章が関心を持つのは、むしろ科学的言説が「文化において、文化の他の諸形態との関連において科学が占める位置に関して保持する」外的諸要素である。[*13] この観点から、正常と病理の諸現象の同一視の問題の把握は、この問題を支えるイデオロギー的で外部に存在する指示対象の細密な一覧表を前提とする。これらの指示対象は、ある「文化」それ自身に属しているがために、必然的に社会的なものである。科学的規範は科学者の規範になり、社会においてこの規範が可能にした進歩によって決定づけられる。こうして医学は、社会における科学の役割についての、そして（個人的、社会的…）均衡への回帰の必要性の名のもとでの、（病理的なものに限らない）あらゆる形態の無秩序に対しての闘争の必要についての科学者たちの判断によって、その本質がゆがめられる。

「理論の意味」においてカンギレムが示しているのは、一九世紀に構築された科学的規範が、以下に関係する公準によって、いかにして社会的規範として決定されたかということである。(1) 病気に内在的で固有の悪の消失との関連において〔NP, 61 八二―八三〕⑵技術に固有の価値の拒絶との関連において〔NP, 62-63 八四〕⑶生命の諸現象における決定論的公準の認識との関連において〔NP, 64-65 八七―八八〕⑷質の量への還元との関連において〔NP, 66 八八―八九〕、それは決定される。科学的規範は社会的価値に支えられている。病気のもたらす混乱に対抗して健康の秩序を取り戻すという治療学的試みは、混乱に対する秩序の一般的優位によって理解される。病理的なものと正常なものの同一視によって目指されるのは、病理的なものに対しての正常なものの優位を保証することである。病気による混乱は個人的危険であり、それに対しては用心しておかねばならない。個人の身体からある社会集団の身体への移行が説明するのは、社会的均衡を損なう混乱の諸形態に対する同種の疑念である。個人の身体の医学は、外的なイデオロギー的理由により、個人の健康と集団の健康の間の伝統的な並行主義のもとで、社会体の医学になろうとする。[*14] 科学的規範は第五章で考察

*10 *Idéologie et rationalité*, première partie : « Qu'est-ce qu'une idéologie scientifique ? », p. 43-44.〔ジョルジュ・カンギレム『生命科学の歴史　イデオロギーと合理性』四六頁〕
*11 *Ibid.*, p. 39.〔同書、四〇頁〕
*12 *Ibid.*, p. 38.〔同書、三八―三九頁〕
*13 *Ibid.*, p. 44.〔同書、四六頁〕
*14 『国家』においてプラトンは、個人の中に存在するものを全体的に眺めるために、国家における正義の研究へと移行することの必要性を説明している。〔『国家』368c-369b〕

される四つの要素に基づき、社会的価値によって裏打ちされる。

(1) 生命に固有で内的な悪としての病気の消失（NP, 61 八二－八三）。（パスツール以前の）近代医学における健康と病気の二元性の破壊は、生命からくみ出されるあらゆる悪の形態を否定する一元論的努力として理解される。「この歴史において、まず白日のもとにさらされたのは、悪の実在性はないという合理主義的楽観論の確信である。」（NP, 61 八二）。まさにこの確信によって、医学はその時代に合流する。医学が目指すのは、あらゆる悪の一般的形式を消滅させることである（「悪を認めることに対するより深い拒絶」）。悪が何らかのものを混乱させうることを否定しつつ、私が明らかにすることは、重要なもの、それは悪に先立ち存在するものであり、すなわち根本的に保存すべき現実の秩序である。ここでは身体は健康な政治的身体の投錨点にすぎず、政治的身体をあらゆる形態のもとに保存することが重要である。

(2) 技術の固有の価値の拒絶（NP, 62-63 八四）。環境に対する人間の技術的行動は、科学的認識によって与えられた枠を出ることはできない。生命の諸現象の統一が仮定するのは、治療的技術に対する生理学の優位である。それは規則を壊し、規則を変える能力を人間の具体的活動に与えることを拒む方法である。純粋に技術的なあらゆる変化は、技術が必然的に科学のもとに包摂されているがために禁じられる。すべては、知の諸規則が守られるべきであるかのように進み、進歩はそれが規則にかなったものである場合にのみ許容される。知の不規則性は、技術の価値のおかげで、病気の科学的研究に恥ずべき混乱、疑わしい混沌の一形式を導入する。いかにして、生理学の名のもとでの治療への不信の中に、あらゆる混乱に対してもたらされる、より大きな不信についての社会的言明を見出さないでいられるだろうか。ここでは、極度の合理化が、治療的技術によって生物学的身体に、そして不規則な価値のあらゆる諸形態によって政治的身体に導入される、あらゆる混乱を不可能にする試みとして理解される。「技術がわがものにしえた知識の外部に存在している技術のあらゆる固有の価値の承認を拒絶するとは、つまり知の進歩の不規則な様態を認識しないということなのである」(*NP*, 62 八四)。最終的には、技術への不信とは、実際には病める個体自身に対する不信に他ならない。技術の復権が前提とするのは、個体的なものへの注目であり、規範的秩序への回帰を不可能にするような、病人の特性の認知である。

(3) 生命の諸現象における決定論的公準の認識(*NP*, 64-65 八七－八八)。「「生理学と病理学は唯一かつ同一のものである」という原則によって肯定されているものとは、決定論的公準の普遍的妥当性への信仰である」(*NP*, 64 八七)。この決定論的公準は実在の単純な一カテゴリー(物理化学的領域)ではなく、実在全体を考慮に入れる。「決定論は、[…] 実在そのものである」(*NP*, 65 八八)。あらゆる変化はここでは抹消され、予測不可能な実在の創造も、完全に消え去る。なぜなら各要素は同一のまま保存されているからである。要素間の諸関係は変化しうるものの、それは要素自体にはまったく影響しない。保存の要請が描き出すのは、より一般的な社会的目的である。秩序は変化によっては影響されえない。

(4) 質の量への縮減(*NP*, 66 八八－八九)。それは違反に対する法律の同種の優位に由来する。健康な人間と糖尿病患者の差異の、体内環境における血糖値の量的差異への縮減が意味するのは、結局のところ、糖尿病の人間がもはや健康な人間にとっての危険ではないということである。病気はもはや健康それ自体におおいかぶさる影ではなく、同一の法則によって理解しうる、健康の疑わしい余計ものである。病気の人間から学ぶものは何もない。なぜなら病気はそれ自体なにものでもないからである。現実を量と同一化することは、あらゆる質的アプローチを無効にする。ここでもまた、より深く否定されているのは、異なる質的区分へとたどりつく能力である。そうしながら、現実はその秩序を保持する。つまり、あらゆる無秩序の可能性は決定的に無効とされる。

「正常なものと病理的なものに関するいくつかの問題についての試論」第一部の以下の教訓は貴重である。正常なものと病理的なものを同一視しようとする意志において構成された科学的規範は、実際には社会的規範であり、変化や革新的創造の原理に対抗する保守のドグマを科学の領域で探し求めている。あらゆる生物学的個体性やあらゆる生命の主体性から距離を置くことによってのみ、このドグマは発見されえた。カンギレムの技芸が目指すのは、解決済みの問題を再び問うことである。この再提起は、脱構築ではなく、病気の中に存在する個体性と主体性の諸要素を出現させることで行われる。カンギレムはまず、いかにして病気が個体性の感覚に関わる生きられた経験であるかを示す。その次にこの経験を全体的行動として理解しようとする。最後にそれによって病人が自身の病気の経験に意味を与えるような、必然的かつ主観的な知覚を強調する。これが「正常なものと病理的なものの諸科学は存在するか」と題された「試論」第二部の主題である。

生命の規範創造性

「正常なものと病理的なものに関するいくつかの問題についての試論」第二部は、生物学的個体性の形成における規範創造性概念の根源性を明らかにすることを目指している。「試論」第一部は、正常なものと病理的なものの同一化という実証主義的ドグマが、どのようにして、あらゆる生物学的個体性から距離をおくことによってのみ作られえたかということを示した。一方、「試論」第二部は、健康と病気に関する諸々の問いの中に生物学的個体性を再び招き入れる。生命はその個体化の多様な形式によって定義されるのだから、生命とは何かを理解しようとするのなら個体性を避けて通ることはできない。「規範創造性」概念は生命と個体性の必然的な関係を明示する。規範創造性によって、人間あるいは動物は個体化する。生体は機械として理解されなくなる。これによって、生体はある力能として考えられる。有機体はその力を、その個別的行動によって発展させる。これらの行動は、外的刺激に対する自動的な応答ではなく、外部の環境に自らを関係づけるための独特なやり方である。あらゆる生体はそれぞれのやり方で外部の環境を探索する。ゆえにそれぞれの生体は固有の活動を発揮する。この活動は二重のものである。一方でそれは再生産する活動である。つまり、それが目指すのは有機体をその内的な力において維持することである。他方では、それは生産的であり、さらには創造的である。すなわち、この活動によって有機体は、脅威にさらされた時にすぐさま新たな応答を創造できる。この有機体の根本的な活動をカンギレムは規範創造性という用語で示している。生体の「独創的規範創造性」(NP, 116 一五七)は、環境に対して生体が主導権を持つことをはっきり示している。「同様に、生体の環境とは、ある種の環境から逃れるか、そこに選択的に身をさらす生体の作品でもある」(NP, 117 一五八)。生命の規範創造性とは環境の活用である。有機体は環境を他と区別するための事前の切り取りを行い、その環境を生命に固有の環境へと変容させる。この我有化の行為は、有機体の規範創造性それ自体の特徴を構成する。動物は環境に従属していない。それは環境を構成することに寄与している。その行動は外的制約に対する機械的応答ではない。生体は外部の世界においてそれ自身の発展に好ましいものを切り取っている。こうして、生体はその差異化の活動によって特徴づけられる。生命の維持と生産に関する生体のこのような活動は、特別な生物学的諸価値を浮かび上がらせる。作品と選択という言葉は、生物学的活動の本性を明示している。規範創造性とは、それによって生体が環境に自身を結びつけるものを意味しており、生体はさまざまな価値の選択[15]によって環境の主体となる。この選択によって、生体は環境を自身の作品へと変容させる。生体の生物学的活動は、その活動が現実化する諸価値の個体化によって示される。このように、規範創造性は生体がそれによって自らを維持し、個体化する諸規範の創造を暗に示している。

この内的活動は、調節と差異化という二重の操作を前提としている。第一の意味では、規範創造性が指し示すのは、有機体の内的自律性、そして有機体全体が生み出す定常的特徴のホメオスタシス的総体である。『世界大百科事典』の「調節」の項[16]において分析されているように、生体と環境の間のこのような構造化の関係が思考可能であるのは、外的な環境において個体すべてに関わる意味を切り出す一つの全体として、有機体が理解される場合のみである。カンギレムはボイテンディク[*17]のこのような考え方を受け継ぎ、『動物心理学概論』の一節を引く。「有機体がわれわれの前に現れるのは、まず…全体としてであり、全体化するまとまりとしてである…」[*18]。同様にカンギレムはゴルトシュタイン[*19]からも着想を得ている。ゴルトシュタインにとっては、「あらゆる生物学的現象は全体との関係を持っている」[*20]。カンギレムは有機体を機械論の用語ではなく価値の用語で思考す

＊15　ラテン語の *Electio* は選択を意味する。選択的 électif という用語は一八世紀にスウェーデン人博物学者トルビョルン・ベリマンによって『選択的親和性について』において使用された。その目的は、二つの要素の間に働く、お互いを選び取る形式へと行きつく深い親和性を描き出すことである。深い親和性に結びついた選択におけるこの相互性こそが、ゲーテに着想を与え、その文学的転用、すなわち『親和力』〔柴田翔訳、講談社、一九九七年〕となった。

＊16　*Encyclopædia Universalis*, t. 19, Paris, 1989, p. 712.

＊17　一八八七年生まれ、一九七四年没のオランダの学者。彼の動物心理学の仕事は、フォン・ユクスキュルの仕事から着想を得た、人間と動物の行動に関するものである。一九二〇年の『諸動物の心理学』（フランス語訳、一九二八年）は動物とその環境の間の関係の諸形態を明らかにしている。『動物心理学概論』（一九五二年）では、彼は心理学的諸事実の把握については、機械論的モデルが不十分であることを示している。有機体の諸過程はそれらの深い意味と弁証法的本性にしたがって復元されねばならない。

＊18　*Études d'histoire et de philosophie des sciences*, Paris, Vrin, 1968, p. 319.〔「生物学的思考における全体と部分」金森修訳『科学史・科学哲学研究』三七一頁〕

ることを勧めている。ゴルトシュタインにならい、この思考は、有機体の創造規範的性格の誤解に結びついた分析的方法によって、有機体の全体的意味を分割することを完全に拒否している。このように、ゴルトシュタインにとっては、ある特定の部位に結びついた刺激からある作用を局在化しようとするならば、知らず知らずのうちに「神経系全体そして有機体全体においても展開している動的過程」を見落とすことになってしまう。[*21] 有機体は調節という全体的活動から再考されねばならない。調節はその内的環境の均衡を保つ生物学的可能性として定義される。この均衡が維持されるのは、有機体が環境に対する正当な関係についての諸条件を評価し、「構造それ自体に規範として刻み込まれている機能的価値の維持」に対する攪乱となる諸原因に価値を認めない場合のみである。[*22] それがカンギレムの以下の文章の意味である。「調節とは、まさしく生物学的事実である」。[*23] 調節は起こるかもしれない危険に対抗する、環境についての機能的均衡をめぐるある種の価値に与えられた選好の中に存在する。すなわち、生物学的事実は有機体がその均衡の維持に与える価値にほかならない。

規範創造性が第二の意味として指し示すのは、生物学的活動における差異化の作用である。あらゆる生体は自身が現実化する諸価値によって個体化されている。こうして、アメーバの生命は「選好」と「排除」から、すなわち価値づけと価値剥奪から成る（*NP*, 84 一一四）。ここでは規範創造性は、生ある存在の固執を可能にする、生命による生命の諸価値の創造を明確に示している。「生物学的規範創造性」あるいは「規範創造的活動」が作り出す諸規範とは、生命の「維持」や「発展」

に対する障害との戦いのための諸事実を価値づけ、評価するための規範である（*NP*, 77 一〇三）。規範創造性は、あらゆるレベルにおいて、自身を害するものに対して生命が戦うための根本的活動を説明する。この領域に以下の重要な段落は位置している。「生命は、生命を可能にする諸条件に対して無関心ではなく、［…］生命とは極性であり、またそれによって価値の無意識的措定でもある［…］。生命は実のところ規範的活動である［…］。この語の十全な意味で、規範を作り出すものは規範的創造である。そしてこの意味においてわれわれは生物学的規範創造性について語るつもりであ

＊19　一八七八年生、一九六五年没のドイツ人学者。神経学、神経心理学と心理学の境界に位置する彼の仕事は、生体としての人間の生物学を決定づけた。その研究はまず発話の障害に関するものである。フランクフルト大学の神経学研究所所長に任命され、彼はゲルプとリーゼとともに失語症の研究を続け、臨床医学的治療法を作り上げている。この医学に対する関心によって、彼は一九三三年〔一九三四年〕に『生体の構造』を刊行することとなる（Paris, Gallimard, 1951〔『生体の機能』村上仁、黒丸正四郎訳、みすず書房、一九七〇年〕）。この著作は『正常と病理』のカンギレムにとって、そして『行動の構造』のメルロ＝ポンティにとって重要であった。問題は、あらゆる心理学的徴候を、有機体の正常そして病理的な諸現象の総体を手がかりとして解釈することである。こうして、有機体の全体性は、ことあるごとに脳や本能への局在化を導入しようとするような、あらゆる機械論的理論に対抗するものとして理解されねばならなくなる。

＊20　*La structure de l'organisme*, p. 208.〔『生体の機能』一一三－一一四頁〕

＊21　*Ibid.*, p. 220〔同書、一二二頁〕

＊22　『世界大百科事典』「調節」の項（*Encyclopedia Universalis*, t. 19, p. 712）

＊23　*Ibid.*〔同書〕

る。」(*NP*, 77 一〇四)

生命は差異化する過程であり、この過程によって、あらゆる生体はそれ自身の規範あるいは生物学的価値を生み出す。ここで価値は生命の発展に対する支えであり、反対に、生命を害するものに対する「反発」を肯定している。価値の措定としての規範創造性は、生命の改善と維持のための、動物による生命の差異化の努力を反復する。規範創造性が確立されるのは、二重の価値、すなわち支えという肯定的な価値と反発という否定的な価値の展開としてである。このような現象が、カンギレムが「極性」と呼ぶものである(*NP*, 77 一〇四)。生命の規範創造性は極性の相関項である。生命は、個性化の規範創造的生成に生体が関与するやり方によって差異化される。規範創造性は生命を価値づけると同時に生体を個別化する。それが説明するのは規範化された norme 環境の内部での個体の位置である。

規範創造性によって、正常なもの(=規範的なもの)と病理的なものの区別が明確になる。ある有機体の規範性はその規範創造性に由来する。ある有機体にとっての規範とは、規範を変化させるその能力である。反対に、病理的なものは、有機体が単一の規範に縮減されていることによって際立つ。「正常な人間、それは規範創造的人間 homme normatif であり、有機体の新たな規範さえも作りだすことができる存在である。生命の規範が単一であることは、肯定的にではなく、排他的に感じられる」(*NP*, 87 一一九)。規範創造性が描き出すのは新たな規範を作り出す生命の力能である。規範創造性は正常なものを基礎づける。「諸規範はその規範性を規範創造性の中に見出す。」生命の規範を変化させる能力である有機体の規範創造性は、有機体の規範性を決定する。有機体によって保証される調節の均衡であり、生命の安定した形式であるホメオスタシス的規範性は、この有機体の規範創造的距離によってしか存在しない。この視点からは、病理的なものは、規範を創造する力の縮減によって際立つ。

ここでカンギレムは、生命の肯定する意志へと諸価値の創造を仕立てあげようとするニーチェ的立場を再び見出す。こうしてカンギレムは以下のように宣言する。「もし生物学的規範が存在するとしたら、それは単に環境に従属するだけでなく、それ自身の環境を作り出すものである生命が、それによって環境における価値を措定するだけでなく、有機体における価値も作り出すからである。それが、われわれが生物学的規範創造性と呼ぶものである」(*NP*, 155 二〇九)。諸価値の創造は生命の肯定の根底にある。これはまさに、ニーチェが『権力への意志』において到達した地点である。そこでニーチェは生命を血肉化する(＝併呑する)力 Einverleibung として考える。この生命は、栄養摂取から生体の本質的手段の一つを作り出す。この手段が理解されるのは、選択と選択の完遂として理解されるその創造を出発点としてのみである。[24] このように、ニーチェによれば、生命はそれ自体において価値の創造である。「生きること、それは既に評価することである。あらゆる意志

＊24 *La volonté de puissance*, Paris, Gallimard, 1995, t.1, p. 227.〔『権力への意志 下』一八四頁〕
＊25 *Ibid.*, p. 226.〔邦訳には該当箇所が存在しない〕

は価値づけを含み持っている。そして意志は有機体の生命の中に存在している。[*25]」われわれが見出すのは、まさにカンギレムが規範創造性という用語によって示していることである。栄養摂取という単純な行為が前提としているのは、有機体が食欲を持ち、複数の可能性の評価を行うことができ、行為の中で選択を完遂できるということである。ゆえに栄養摂取という行為は、有機体の創造的能力を証拠立てる規範創造的行為であり、したがってニーチェは、有機体を正真正銘の芸術家であると躊躇なくみなす。[*26]生きている身体は、それによって生命がその創造的価値を肯定しうるような絶対的な参照点となっている。有機体の過程としての生命は、さまざまな有機体をそれらの諸価値への関与において差異化する。この生命の独創的な規範創造性は、以下の文章において明確に提示されている。「生命とは、判断し、選好し、不公正で、制限を持ち、異なるものであろうとするものではないだろうか？[*27]」ほとんどそのままカンギレムによっても用いられているこれらの用語は、生命の創造的力を強調している。

これらの分析についてカンギレムが行った発展は、「試論」の第一部と比べた場合に、完全な視点の逆転を行っている。病気はもはや、正常なものの病理的なものに対する他性を解消する科学的ドグマの客体化する視点から理解されうるものではない。病気とは生命についての一つの視点であるのだから、「正常なもの」と「病理的なもの」を理解するのは生命自身である。生命の内在平面は医学的判断によって断ち切られることはできない。反対に、医学的技法によって延長されるべきである。医学的技法の実践は生命それ自身によって生み出された諸価値への参照によってしか理解されえない。「医学的判断ではなく、生命それ自体こそが、生物学的に正常なものから、統計的現実の概念ではなく、価値の概念を作り出す」（*NP*, 81 一〇八－一〇九）。

生命と死——不安定さの経験

このように、規範性は常に規範創造性に取り込まれている。正常なものは既に規範創造的である。正常な状態は単に「事実として識別可能で説明可能」なものであるだけでなく、「何らかの価値への執着を常に表現している」ものでもある（*NP*, 25 三三）。生体は固有の生物学的諸価値を発展させつつ、生命であり続けようとする。調節と生産に関するこれらの生物学的諸価値は、生体の内的一貫性を保証する。生命はさまざまな破壊の危険に対抗する統一と発展の努力を維持する。破壊の可能性が喚起するのは、生体による発展の努力である。カンギレムはこの考えを「正常なものと病理的なものについての新たな省察」第二版序論の終わりで展開している。「生命は死に打ち勝とうとし、「生命は増大するエントロピーに対抗して機能する」（*NP*, 173 二一八）。死によって、生命は自身の障害となるものに対して戦うよう仕向けられる。カンギレムは、複数の機会において、『生

*26 *Ibid.*, p. 289.〔邦訳には該当箇所が存在しない〕
*27 *Par-delà le bien et le mal*, Paris, Gallimard, 1982, §9〔『善悪の彼岸』信太正三訳、筑摩書房、一九九三年、二七頁〕

と死についての生理学的探究』の冒頭のビシャの以下の文章を注釈している。[28]「生命は死に対抗する諸機能の総体である。」生命は、死との根源的な対立によって発展する。生体が生き続けようとするのは、死の危険が常に存在しているからである。

『世界大百科事典』の「生命」の項で、ジョルジュ・カンギレムは、生命の死に対する関係を明らかにしている。生命はその不安定さに根差している。「生命の価値、価値としての生命は、その本質的な不安定さに対する認識に根差していないだろうか？」[29] 不安定さは生命にとっての偶発事ではない。生命とは不安定さである。その上、「試論」の結論において、正常なものも不安定さとして明確に定義されている。「反対に、病理学的状態が表現しているのは〔…〕病気によって作られた、正常なものの不安定さである」（NP, 155 二一〇）。「根差す」という用語が明示しているのは、このような関係である。生命は避けられない不安定さから発展するだけではなく、生命の価値自体がこの不安定さの認識に根差している。生命が、それを脆くする死によって価値づけられているのならば、生命それ自体の内部で、人間と他の生物の間に、ある断絶が生まれる。人間は自分の不安定さを意識することによって、生命の価値を強めている。生命の価値が発展するのは、人間が生命の不安定さに与える価値においてである。樹木や鳥、動物の朽ちた死体が生命とその破壊に内在的である一方、人間の生命は自身の破壊の意識において価値づけられる。動物性と人間性の境界は生命それ自体の内部における切断としてではなく、生命の内部における一つの区別として価値を持つ。あらゆる生体が死に対して同一の平面に存在しているとすれば、人間のみが死の過程において、ある価値を区別する。再び明確にしておかねばならないのは、人間は価値によって発明されたというよりも、人間が価値を発明したということである。というのも、人間が人間であるのは、生命に内在的な価値の認識へと参与することによってのみであるからである。こうして諸価値の純粋な内在性の哲学が描き出される。さまざまな価値は人間に先立ち存在するものの、超越的な価値ではない。価値の先在が意味するのは、生命は価値であるということにほかならない。生命の価値づけに関する文化的意識は、自然に対する文化の超越の出現ではなく、むしろ内在平面の新たな配分を意味している。正確には、否定的な価値（死、病気、苦しみ、不安）こそが、生命を価値へと変容させる。生命とは、死が導き入れる価値毀損に対しての価値の過剰である。「死すべき運命の意識」は生命の価値を明らかにするものの、その価値を作り出しはしない。死の意識によって人間が作り出すものは、生命に内在的な根本的価値ではなく、むしろそれによって人が生き続けるような、生物学的で社会的な一連の規範である。その苦しみが固有の経験[*30]であり続けるような死の意識は、生命

＊28　一七七一年生、一八〇二年没。ビシャは、彼が創設した組織学に外科医として関心を抱いていた。彼が興味を持っていたのは、器官であるというよりも、それらの構造に入り込んでいる要素である組織であった。限られた種類の組織が非常に異なった器官を形成している。彼は『諸膜論』（1800）において、その異なる組み合わせが身体の諸器官を作り出している二一種類の有機体の膜を区別している。一八〇〇年に彼は『生と死についての生理学的探究』を刊行している。

＊29　二三巻、五五二頁。

の価値を、さまざまな規範の中で伸ばしている。否定的な価値（NP, 81, 85 一〇九、一一四）は、その死への道程によってこれらの規範を脅かしている。

カンギレムの「生命」の項目における「フロイトへの言及は、規範概念のエネルギーの語彙への翻訳として説明されうる。フロイトにおいては、生命と精神構造の心的エネルギー的着想へと結びつけられていた。[*31]」「この観念は、生命エネルギーの減少は外部からの借用によって埋め合わされる。生命の不安定さは生命がそれ自体に対して十分ではないことに由来する。この不安定さによって人間は、死への傾向を変えるために自身の活力（リビドー）に頼ったり、あるいは反対にこの闘争を無意識のうちに拒絶したり、死の本能（モルティド）に惹かれるままになったりする。人間によって作られた価値は、否定的価値によって抑え込まれてしまうと、生命の価値に敵対することとなる。さらに、より外在的なやり方で、否定的な価値は生命の価値に敵対する。

意識しようとしまいと、有機体とは諸価値の対立であり、したがって価値は規範の基礎として現れる。「生命とは極性であり、まさにそれによって価値の無意識的措定である」（NP, 77 一〇四）。

正常な人間、異常な人間、そして平均的な人間

不安定さは生体の中に、いかなる客体化も消し去ることのできない、絶対的な脆弱さの線を引く。反対に、生体についてのあらゆる生物学的分析は、この揺れ動く領域にもとづいて常に考えられなければならない。第二章「いくつかの概念の批判的検討」そして第三章「規範と平均」はこ

の生まれつきの脆弱さに由来する、正常なものと病理的なものの主観的意味の発展に充てられている。正常なものあるいは病理的なものは、生物学的個体性という限界の中においてのみ思考されうる。それによって正常なものは生きた概念になるのであり、実験室で分析された機能的概念（*NP*, chap. 2, 91-94 一二四－一二九）になるのではない。あるいはまた、統計学的平均に同一化されもしない（*NP*, chap. 3,「規範と平均」）。規範概念の機能中心化あるいはその算術化が行きつくのは、生命の正常なものに入れ替わる科学的に正常なものの出現である。したがって、科学の規範創造的活動によって抑圧された生命の規範創造的活動は、もはや「科学的方法によって客観的に決定可能な」アプローチへと縮減される副次的概念としてしか現れえない（*NP*, 156 二一〇）。それとは反対に、カンギレムが心を砕くのは、主体性の経験において理解される「生命の規範創造性」の非常に独特な

＊30 カンギレムは、ハイデガーが『存在と時間』第五二、五三節で展開した諸命題にしたがっている〔「第五二節おわりへとかかわる日常的な存在と、死の完全な実存論的概念」「第五三節　死へとかかわる本来的な存在の実存論的投企」『存在と時間（三）』熊野純彦訳、岩波書店、二〇一三年、一五五－二〇八頁〕。ハイデガーが実際に示したのは、死の経験が究極の経験（不可能な可能性）であり続けており、それに対して私ができるのは逃げることだけだということである。この出会いは偶然ではない。なぜならそれが明らかにするのは、ゴルトシュタインが両者の中央に位置していることによる近さだからである。ゴルトシュタインは苦しみの根源的性格を示すために、明確にハイデガーの分析から出発している。*La structure de l'organisme*, p. 247-261.〔『生体の機能』一五一－一六二頁〕

＊31 二三巻、五五二頁。

次元を出現させることである。主体性という用語は、ある時は病気の個人への言及によって示され（*NP*, 156 二一一）、またある時は主体性自体への言及によって示される。[*32] 二つの場合において、不安定さの経験において確立されるのは、規範性の意味 sens としての主体性についての新たな観念である。ゆえに規範の問題は生命の諸限界においてのみ提起されうるのであり、生命との分離によって提起されるのではない。結局のところ、本質的には個体とは、生体がその生命との間に維持する絶え間ない諍いにおいて規範と対峙する、ある種のやり方に他ならないと言えるだろう。このように、正常なものと病理的なものは、人間にとって、「客観的知の決定権」を逃れる主体的諸価値である。「生命に対して規範が科学的に課されるのではない」（*NP*, 153 二〇七－二〇八）。

正常なものの機能的かつ統計学的意味の二重の区別によって、カンギレムは異常 anomalie に対する新たなアプローチへと行きつく。異常が病理学者によってそれとして理解されるのは、個人によってそれが認識された場合のみである。名詞「異常 anomalie」と形容詞「異常な anormal」の間の語彙の不確実さは特に示唆に富んでいる。なぜならそれが明らかにするのは、異常の把握において働いている規範的感覚 sens だからである。経験的概念である異常 anomalie は、規範的概念である異常なもの anormal へと帰着する（*NP*, 81 一〇九）。自分が異常であると感じている時にしか私は異常ではない。異常が目に見えるのは、異常なものについての感情との関係においてのみである。カンギレムはこの感情を「規範的感情」という言葉で示しているが、それはこの言葉が、諸能力の最適状態への肯定的言及と、有機体の諸能力の低下への否定的言及を説明する限りにおいてである。

この感情は、個体を異常の把握へと導きつつ、その把握を異常なものの知覚へと向かわせる。主観的なものによる客観的なものの隠蔽は、理論的把握の起源にある生体の感情的柔軟性を示している。「有機体にとっての悪としてさまざまな異常は生きられ、明示されるのだから、異常に対しての関心が存在するのは、まず感情的なものとしてであり、理論的なものとして存在するのはその次である（NP, 85 一一五）。」生命は生来規範創造的で、感情的で、理論的である。こうして感情は生命と理性の間を橋渡しする。

このような主観的変動は、純粋に解剖学的な異常の扱いが不可能であることを明らかにする。ある種の異常は個体が死んだ後にしか発見できないからというだけでなく（NP, 84 一一三）、異常が意味を持つのは、とりわけその生命にとらわれている生体との関連においてのみだからである。その上二つの論拠は結びついている。異常が現れるのは不自由さ（兎唇）や障害（肛門の形成異常）の感情においてであるのだから、逆に言えば、このような感情がないのであれば、異常の観念それ自体がなくなってしまう。ここにわれわれは諸価値の根本的な平面を見出す。生体と環境の間の隠れた関係を織りなす個別的な諸価値との関係において、異常は把握されうる。「結局それは、異常が生命の諸価値の秩序の中で表現されない限りにおいて、異常は無視されるということなのである」

＊32　『正常と病理』（NP, 157 二一一）においてカンギレムは、病理的なものは「主体性なき質料」ではありえないと述べている。

（*NP*, 84 一一三）。異常の博物学的扱いはこのような暗礁にぶつかる。解剖学的領域にとどまると主張しながら、このような扱いは主観的アプリオリを導入している。このようにして、博物学者ジョフロワ・サンティレール（一七七二―一八八四）の異常の分類は、軽度と重度という基準のもとに、奇形を多様な異常の中の究極のものと考える。この基準は、本質的には主観的である。「それは本質的に主観的概念であるが、それはこの概念が生体の生命への参照を含んでいるという意味においてである［…］。」（*NP*, 83 一一二―一一三）この解剖学的身体における主観的参照は、ジョフロワ・サンティレールによる有害な影響という概念の心理学的使用にも存在している。

ゆえに異常は、確かに主観的で規範創造的なあらゆる判断からは独立した解剖学的照準を持っているものの、それはそのような判断の枠内においてしか現れない。異常は解剖学概論の一章の対象になることはできないにしても、それによって人間が異常を「規範創造的距離 écart normatif」として理解する諸価値に結びつけられていなければならない（*NP*, 85 一一五）。このような距離は、生命の規則的活動 jeu réglé においては、規範創造的活動 jeu normatif において異常が生み出すような不自由さに応じて、異なった評価を与えられる。異常が不可能にするものによって、異常は距離として理解される。関係する個体のみがこの距離を評価できる。学者が異常について決定する統計学的偏差 écart は、自分の異常について経験する者が導き入れる規範創造的距離なくしては全く意味をもたない。ゆえにあらゆる異常が異常なのではない。あらゆる異常が病的なのでもない。主体によって異常であると感じられたものだけが異常なのであり、異常なものは苦痛、無力、自己の衰弱の感情から理解されるものである。「異常なものは病的なものではない。病的なものは「パトス」、つまり苦しみと無力の直接的で具体的な感情であり、生命が妨害されている感情を含み持っている。しかし病的なものはまさに異常であるのだ」（*NP*, 85 一一五）。生きている身体が苦しむ身体であるがために、この身体は単なる実験室の対象ではありえない。また、正常な人間は、自身の異常を異常なものと感じるがために、学者が出現させようとする実験室の人間に異義を唱える。規範創造的な身体は、諸機能の総体として身体を理解する実験室において規範化された身体や、統計学者が決定するような平均的な身体と同じではない。このように、実験室の友や平均の友は、規範創造的な苦しむ身体を否認し、この身体の代替物である、人工的でまがいものの、規範にしたがわされるものはや規範創造的ではない身体へと行き着くしかない。

これが第二章と第三章の最後の数頁においてわれわれがたどりつく仮説である。規範創造的身体の誤認は、結果として規範に従属した身体 corps normé を出現させる。生きた身体は、学者による科学の社会的使用（実験室、統計学）において生み出される、外的で社会的な身体において否認される。[*33] それによって、『正常と病理』の第二版の目的が今や理解される。生命的なものを社会的なも

＊33 ディディエ・ドゥルールが『生産的身体 *Le corps productif*』の第二部（第一部はフランソワ・ギュエリ François Guéry によって書かれた）において示したのは、生きた身体が社会的身体へと統合されるやり方である。その統合は一九世紀における実験心理学の到来によって可能とされた生産的身体の創造によってなされた。*Le corps productif*, Paris, Repères, 1972.

のによって覆い隠したり、生命的なものによって社会的なものを増大させたりするようなことを行わずに、いかにして社会的身体に生命的形式を再び与えるのか。カンギレムは第一版においては、生きた身体は社会的で外的な身体を出発点には思考されえない、と否定的に答えている。社会的身体こそが生きた身体を出発点として思考されねばならないというわけである。しかし、諸規範の外的で社会的な決定は、規範創造的な生命のあり方を変容せずにはいられない。カンギレムはこの変容について三つの証拠を与えている。

(1) 正常なものへの量的アプローチは、正常なものと非正常なものを統計学的頻度によって定義しつつ、病理的なものを正常なものとして考えるようになる。なぜなら健康という完全な規範は、事実上、存在しないものとして現れ、その意味で「異常」だからである（*NP*, 86 一一六）。ここでは、病理的なものの統計学的頻度による社会的決定が行き着くのは、病理的なものを異常として理解する個人の感情的な重荷を無視することであり、病理的なものの他性を否定することでもある。

(2) 正常なものについての実験的アプローチは、結果として、実験室が代表するような新たな環境との関係の中で、正常なものの新たな形式を出現させる。「実験室で観察される生体の機能的諸規範が意味を持つのは、学者の操作的諸規範の内部においてでしかない」（*NP*, 92 一二五）。実験室を出発点とした、正常なものと病理的なものの客観的意味の決定は、生体の生命的諸規範を、実験室の社会的諸規範によって代替することから生じている。実際には、実験室が表しているのは、それに対して生体の規範創造的能力が応答する環境の変化である。ここでは、環境の距離は生体が適応しようとする努力における規範創造的距離によって理解される。この意味において、正常な人間とは、実験室の人間ではなく、むしろ実験室を新しい環境として理解し、この新しい環境に対して新たな諸規範によって応える規範創造的人間である。「正常な人間とは、規範創造的人間である、つまり、有機体にとっての新たな規範さえも作り出すことができる存在である」（NP, 87［一一八―一一九］）。この観点からは、実験室の人間は異常な人間である。なぜならあらゆる努力が収束し、その行動を単一の規範へと縮減しているからである。

⑶ 数学的、算術的あるいは統計学的なアプローチは、第三章全体の対象であるが、それによって生理学者は、平均という用語によって表される正常なものの、客観的で科学的な概念を磨き上げることができる。このような決定は、それが規範創造的価値と平均という事実を混同しているということに加え、さまざまな距離に対する規則の優越へと行き着く。すなわち、規則（生理学者によって決定される生物学的類型）が規範創造的距離を出発点として思考されるどころではなく、距離が規則の中に意味を見出すということである。ゆえに、第三章「規範と平均」において、ケトレによる「平均人」の決定についてカンギレムが行っている分析の目的は、平均による規範の客体化は、結果として生体の規範創造的価値を誤解させるということを示すことにある。ケトレは客観的平均と算術的平均という二つの型の平均を区別している。算術的平均はいかなる現実の対象にも対応していない。この平均はある通りの家ごとに計測を行い、そうして得られた計測値の平均を出すことで得られる。いかなる家も、偶然を除けば、この平均的な家には対応しない。平均寿命はこの種の

算術的平均に属する。[*34] それはある個人が死ぬ実際の年齢を示すものではない。反対に、客観的平均は現実の対象に対応している。ある彫像の胸囲は、さまざまな胸囲の平均によって得られたものである。測定が数を増せば増すほど、計測の平均サイズはより本当の胸囲と見分けがつかなくなる。測定の偏差は平均サイズに応じて配分され、鐘形曲線、いわゆるガウスの誤差曲線によって表されうる。同様のやり方で、男性の身長の偏差も鐘形曲線に沿って視覚的に配分される。この曲線においてもっとも数の多い個人のグループは平均身長に近いグループであり、そしてもっとも少ないグループはこの規範からもっとも離れる。このようにケトレは、男性の身長の客観的平均がまったく不可能ではないことを示そうとする。平均人とはある時代の、ある場所に対して決定された人間のタイプである。

ケトレの分析についてカンギレムが行う解釈は、さまざまな理由で驚くべきものである。なぜならそれはアルヴァックスがケトレの分析について行った批判的注解とは異なる視座に位置しているからである。[*35] アルヴァックスは、ケトレがあたかも動物的あるいは植物的な純粋な系統が問題となっているかのように、身体の中に純粋な生物学的事実だけを見ていると批判している。反対に、カンギレムが指摘するように（NP, 101-102 一三七－一三八）、アルヴァックスにとって記憶にとどめておくべきは、生物学的あるいは社会的に分かちがたいものである測定という現象は、ケトレによって「存在論的規則性」（NP, 101 一三七）の意味において理解される、単一の生物学的類型を説明することはできないということである。アルヴァックスによれば、客観的平均によって人間の類型を作りつつ、ケトレは人間が神の法に従属している証拠を見つけ出したと信じていたのである。

まさにこの点について、カンギレムはアルヴァックスと意見を異にする。平均からある類型の発現を作り出すことは、おそらく、類型の性質に関して錯誤をおかしている（アルヴァックスにとっては社会的誤謬であり、ケトレにとっては存在論的誤謬である）。この思い違いは類型に対して平均が依存していることについての錯誤ではない。ケトレが創始し、カンギレム自身も受け継いでいる身ぶりとは、平均を規範の決定権へと従属させることである。「しかし、われわれの考えでは、ケトレが人間の解剖学的特徴の平均に対して神の規範の価値を与えたことで間違いをおかしたとすれば、それはおそらくただ規範を特別なものとして扱ったことにあり、平均を規範のしるしとして解釈したことではない」（*NP*, 102　一三八－一三九）。したがって、平均人を起源に持つ統計学的平均が説明しているのは、規範創造的人間の「生命的規範創造性」であり、「社会的規範創造性」である。

このようにして、われわれは「規範創造的人間」という鍵概念の確立へと導かれることとなる。規範創造性は生体の自身による創造（生命的規範創造性）と自己の自己による創造（社会的規範創造性）を意味する。カンギレムはここで能動者という〈ニーチェ的人物像を取り上げる。ニーチェは、能動者という用語によって、力を目指し、創造者となる人間を意味した。受動はそれとは反対に活動性の減少である。こうして、『権力への意志』第二章「能動と受動」においてニーチェは以下の

*34　A. Quêtelet, *Du système social et des lois qui le régissent*, Paris, 1848, p. 13.
*35　Halbwachs, *La théorie de l'homme moyen : essai sur Quêtelet et la statique morale*, thèse lettres, Paris, 1912.

ように書いている。「能動的であるとはどういうことか？ 力を目指すことである。[*36]」力のダイナミズムは、まず身体的なものである。ニーチェは、単に適応的であるだけでなく、創造的で「可塑的な力」を使って身体を理解したラマルクに感謝している。ゆえにニーチェは有機体を、それを構成する受動的諸力ではなく、能動的諸力から理解している。有機体は固有の諸価値を創造しつつその力を増幅する。この力動的価値の概念はカンギレムによっても用いられている。

規範創造的人間は、生命的あるいは社会的な諸価値を創造する人間である。この観点からすると、正常な人間は、単一の機能の規範に縮減された実験室の人間でも、外的な対象化によって理解される平均的人間でもなく、「規範を壊し、新たな規範を作り出すことがその人にとって当然である」規範創造的人間である（*NP*, 106 一四四）。この生理学的諸規範を試す作業は、さまざまな距離の創造である。新たな規範を作り出すこと、それは個体化された距離を作り上げることである。規範創造的な人間は距離の人間となる。これらの距離が描き出すのは生命のさまざまな可能性であり、探求されていなかった生命の諸力である。心拍の五〇から一五〇への変化、一五分間の無呼吸、心収縮の停止などヒンズー教のヨギたちの生理学的諸機能の統御は、彼らのやり方によって生命の尋常でないもの、生体の多義性の秘密を探索し、とりわけ創造的距離によって生きる存在の経験を作り出す。この距離によって生命はそれ自身に対して安定的でも同一なものでも決してなく、常に生成の中に存在する。「生命は普段はこれらの可能性のこちら側にあるものの、期待された能力に対する高次の欲求に対して姿を見せる」（*NP*, 131 一七八）。生命の生成は創造的偶成 advenir créateur である。この生成と創造の同時的過程において生物学的個体のるつぼが作られる。

病気の生命――不安定さの経験（承前）

病気は個人がその脆弱さについてなす経験を描き出す。「ある生体の生命が［…］健康と病気のカテゴリーを認識するのは、言葉の感情的意味での試練としての経験の平面上においてのみであり、科学の平面上においてではない」（*NP*, 131 一七七）。ここでは、経験は生体自身の危険として考えられている。この経験を開始するもの、それはこの危険について生体が持つ感情である。経験はこの感情のおかげで始まる。ところで、この感情はそこから病気が理解されねばならないある個人的視点を表現している。「試論」第四章「病気、治癒、健康」はこのテーマを十全に発展させている。「つまり生物学的規範においては、常に参照されるべきは個体であるということである」（*NP*, 118 一五九）。このように、規範はその意味を個体的なものとしてしか獲得しない。

ここでカンギレムは病気についてのゴルトシュタインのアプローチを明確に受け継いでいる。ゴルトシュタインは『生体の機能』第八章「規範、健康と病気」で、病気に関する彼の規範的アプローチを、健康と病気の厳格に概念上あるいは定義上の規定ならびに医師の判断に関係する外的規

＊36　Nietzsche, *La volonté de puissance*, II, §3, Gallimard, « Tel », t. 1.〔『権力への意志　下』原佑訳、筑摩書房、一九九三年、一七九頁〕

定（ヤスパース）と区別している。ゴルトシュタインによれば、病気は「病める存在」を出発点としてのみ思考されうる。[*37] 健康な状態の有機体が、病気の状態の有機体と同一であると考えられてはいけない。健康な生命と病気の生命の間の差異の不在は、「超個体的規範」の視点に身を置かなければ不可能である。[*38] 病気の生命は、健康な生命とは異質の個体化であるが、それは、病気の生命が示しているのは、病人が全体的「変容」として感じるような「混乱した行動」の出現であるという意味においてである。つまり、病気は個体的なものとしてしか意味を獲得しない。「病気は存在の危機である。それは存在を危険の中に置く。この理由のために、病気の決定が出発点として要求するのは個体的存在の概念である。[*39]」個体的規範の概念はゴルトシュタインにおいて中心的なものとなっている。[*40] 自明の規範性や絶対的な病理学的事実は存在しえない。すべては相対的である。相対的であるというのは、健康や病気に関して無力であることを明らかにするような知覚に対して相対的なのではなく、「病人自身がまず自分の病気を生きる」やり方に対して相対的だということである。[*41] カンギレムはまさにこの点において、個体的なものの寄与に関して差異を導き入れる。なぜなら、カンギレムは病人の知覚から、病気の個体的評価という出発点を作り出そうとするからである（*NP*, 84［一一三−一一四］）。カンギレムとゴルトシュタインにとって、健康と病気の尺度は医師の外的な判断の側ではなく、個体それ自身の側において探究されるべきである。規範性は特異的なものであり、普遍的なものではない。「人それぞれが自身の規範性の尺度である。[*42]」同じく、カンギレムにとっては、規範性は個体がその中で規範性を理解するような状況との関係においてのみ意味を持つ。

同様に、正常なものは病理的なものに変容しうるし、またその逆もありうる。「正常なものは、所与の状況において規範創造的であるために、異なる状況においては病理的なものになりうる。この変容について判断するのは、個体である」(*NP*, 119 一六〇)。

病気はその個体的意味によって決定されるために、それは生体の常に起こりうる可能性として、そして健康が生命の本質的脆弱さのためにこうむる危険として生きられる。「病気、治癒、健康」の章で、カンギレムは病気を「環境に背く余裕の減少」として定義している(*NP*, 132 一七八)。実際のところ、病気はまず、環境に対する行動や行為の可能な変動の量的縮減であるが、その一方、健康は、環境に対する態度において生み出される個体的柔軟性によって特徴づけられる。したがって、正常なものと病理的なものの境界は、主観的なものとなりつつ、その明確な分割線を失う。それは正常なものと病理的なものの連続性が再び導入されたということではなく、むしろ正常なも

＊37 *La structure de l'organisme*, p. 343.〔『生体の機能』二一八頁〕
＊38 *Ibid.*, p. 344.〔同書、二一九頁、ただし、該当する表現は邦訳には存在しない〕
＊39 *Ibid.*, p. 345.〔同書、二二〇頁、カンギレムにより引用〕(*NP*, 121 一六三)
＊40 *Ibid.*, p. 347.〔同書、二二〇頁〕ゴルトシュタインは「個体的規範」に言及している〔同書 p. 350〔同書、二二一頁〕〕
＊41 *Ibid.*, p. 345〔同書、二一九頁〕
＊42 *Ibid.*, p. 347〔同書、二二〇頁、ただし、該当する表現は邦訳には存在しない〕

のと病理的なものの境界が「単一かつ同一の個人にとってひとつづきに」現れるということである（*NP*, 119　一六〇）。正常なものと病理的なものが存在するのは、それ自体の規範に応じて、正常なものと病理的なものの諸規範を解読しようと気をもむ個体性との関係においてのみである。このように、病理的なものは規範の不在ではなく、正常なものの異なる「歩調」を描き出している。「病理的、あるいは異常な状態は、あらゆる規範の不在から成っているのではない。病気もなお一つの生命の規範であり、とはいえそれは下級の規範である。なぜならこの規範は、そこにおいてそれが価値を持つような諸条件のいかなる距離も許さないからである」（*NP*, 119-120　一六一）。病理的なものは制限された規範創造性の表現である一方で、健康は増大した規範創造性の表現である。病理的なものが異常であるのは、この〔異常という〕感情を規範の欠如として感じる病人にとってのみである。「病気は規範性の削除ではなく、むしろ規範創造性の縮減である。「病気の生体は［…］規範創造的能力を失っている」（*NP*, 120　一六一）。

　このように、健康と病気の区別は規範性に従った区別ではなく、規範創造性にしたがった区別である。健康の規範創造性は距離や強度の変動性を生み出す。カンギレムは何度かこの変動性という用語を用いているが、それは個体化の余裕を生み出す能力を持つ生体の創造的柔軟性を表すためである。このようにして、カンギレムは「変動性の理論」（*NP*, 110　一四九）に言及するが、それは生体の際限のない柔軟性の領域における生命の規範創造性の「全体的柔軟性 malléabilité」として特徴づけられる。環境に予期せぬ変動を許容する余裕（*NP*, 130　一七六）として健康を規定しつつ、カンギレムは健康と規範創造性を同一視する。規範創造的な人間は「異なる状況においては異なる規範を作り出す」(NP, 120 一六二)。健康とは、諸規範の働きにおいて、健康が自身に認めるこの変容にほかならない。そこに規範創造性の力がある。つまり、既存の規範の核心に新たな規範の創造を刻み込むということである。「健康を特徴づけるものは、ある時点において正常なものを定義している規範を乗り越える可能性である」(NP, 130 一七五)。健康は規範的現実ではなく、規範創造的可能性である。生命の深淵さは、ここでは新たな諸形式の潜在性として必要とされる。生命の新たな創造は、冒険的で距離を作り出す健康と一体のものである。この距離によって生体は、それを取り巻く諸規範から離れ、環境の変化に立ち向かう。ここでは生命の規範創造性は、環境を取り巻く規範の欠如に対して、新しい規範の発明によって応答する。健康は生体それ自身の創造的危険として理解されねばならない。

ゆえに健康であるということは、危険を冒す可能性、そして予測不可能なものを出現させる可能性を意味する。健康が示すのはある状態ではなく、むしろ一つの限界である。健康は、生体の限界を示すとともに、その限界を侵犯するための限界なき努力をも示す。健康は新たな創造の経験を可能にし、ありふれた生命を新しいものを作り出す機械へと変容させる。こうして、健康は生の刷新を命じる。最終の路面電車が出た後に歩いて帰る、いつもとは違う時間に食事をとる、パン屋が閉まっている時にパンを買いに遠くまで走る、こうした行為が日常的な危険を冒すことを意味している。「健康を燃やす(=健康を損なう)」という表現は、ここにその真の価値を見出す。この表現が前提としているのは、健康が可燃性のエネルギーを生産するものであり、同時に燃え上がる経験の危険を表すものであるということである。こうして、健康な有機体は「さまざまな危険に対峙するもの」として定義される（*NP*, 132 一七九）。健康によって、生体は規範創造性に関わることになる。この規範創造性においては、何ものも既に決まってはいないし、あらゆるものが戦いや冒険のかたちをまとっている。それこそが、カンギレムがこの章の最後で使用した「生成」という語の意味であろう（*NP*, 131 一七七）。生命の哲学は、予測不可能な生成の哲学としてしか価値を持たない。この生成は、生命のいまだ探究されていない可能なものへと生体を導く危険の出現として理解される。

このリスクへの関係を、病気は危険にさらす。病気とは危険を冒すこと、つまり生命そのものに対する重大な生命固有の危険である。たとえばはしかは気管支肺炎に抵抗できる可能性を減らす。同様に、糖尿病は糖尿に対して、血友病は外傷性障害に対しての抵抗力を減らす（*NP*, 132 一七八－一七九）。本質的には、病気はさまざまな病気の急迫に対して生体が立ち向かう能力を縮減するものである。規範性（環境への適応）の欠如は、それ自体病気によって引き起こされた規範創造性（新たな生命の諸規範に従う能力）の欠如と関連している。ゆえに、病気はさまざまな可能性の中の一つであるというよりは、変調をきたした規範創造性の危険を示しつつ、可能なものの諸限界を定めるものである。『正常と病理』第二版を締めくくるためにカンギレムによって選ばれた言葉は、「座礁する échouer」である。「正常な人間は自分の身体が座礁するかもしれないと感じている」（*NP*, 216 二七一）。病気という規範創造性の起こりうる制限に身をゆだねることは、操舵手が船を座礁させるように、自分の身体を暗礁に乗り上げさせることである。病気において座礁が存在するのは、生命が挫折に結びつけられているからに他ならない。生命の規範創造性に起こりうる挫折が生み出すのは、正常な人間にとっての、その機会がまだ到来していないから、正常であり続けていたという意識から生じる「不安」である。健康はこうして病気の試練になり、病気は「健康の試練」になる（NP, 216 二七二）。すなわち、自身の規範が病気において脅かされているがゆえに、それらの規範に価値を認める、生きる人間にとっての可能性である。病気は健康にとって証拠（健康を確認するもの）と戦い（健康を脅かすもの）という二重の意味での試練 epreuve である。健康の経験における生体の規範創造性は、その不安定さの試練によって価値を与えられる。病気は、生体の中のはかない道筋を死とともにたどりつつ、生命をしてその存在する力を示させる。この観念のスピノザ的反響は、以下のカンギレムの言葉の中に表現されている。「有機体はその現在の状態とその現在の環境を維持しようとするというよりも、その本性を実現しようとする」（NP, 132 一七九）。その本性を実現するとは、危険の経験によって生きる力を増大させることではないだろうか？

このように、病気は外的な偶有性として思考されることはできず、生きることの必然的な危険として思考される。こうして病気は生体の行動の必然的な構造として認識される。「機能は、その欠陥によってのみ姿をあらわす」（NP, 139 一八八）。生体が失敗するのは、アプリオリに成功に導かれているわけではないからである。生体の失敗は、それが単なる欠陥を持っているからではなく、カンギレムがしばしば誤謬という言葉で表すように、失敗が生体の存在の構造そのものだからである。

実のところ、失敗が表しているのは、ある肯定的な可能性である。この可能性において、生体は正常な諸形式から離れ、迷走し、徘徊する。こうして、失敗が示すのは規範創造性の柔軟性であり、本質的な彷徨としての生体の逸脱である。このように、失敗は規範創造性の一つの側面を示している。規範創造性は、強力すぎるために、発展の過程で自身を裏切る。生命の生成は欠陥を生み出すのだが、この欠陥は何らかの否定的カテゴリーのもとに包摂されることはできない。欠陥は成功の対義語ではない。双方が生命の諸形式の可能な生成である。アリストテレス以来、出来損ないの生命の形式のモデルとして伝統的に解釈されてきた欠陥は、むしろ生命の規範創造性の中核において、迷走あるいは徘徊する肯定的な力を強調する。

したがって、病気は、生命のレベルにおいては、「ある秩序の他の秩序への置き換え」として理解される有機体のさまざまな誤謬として思考される（*NP*, 208 二〇六〇）。病気は秩序の消失ではなく、異なる秩序の創造を示している。有機体の誤謬は異なる生を明らかにする。病気はこうしてその本質的な他性において示される。「病気であること、それは人間にとって異なる生を生きることである」（*NP*, 49 六七）。病気が有機体全体に影響する限りにおいて、異なる生の創造は日の目を見る。例えば、糖尿病は、涙が甘くなるほどまで有機体の諸機能を変容させるだけにとどまらず、異なる生の形式を出現させる。ゆえにこの誤謬は否定的ではない。反対にそれが示しているのは生命の生産性である。誤謬は生命から意味を奪うのではなく、「否定的諸価値」の中で生体の諸価値を逆転させる。このようにして生命はそれ自身の内に生命の諸規範の逆転の諸条件を作り出している。

社会的諸規範と生命の諸規範の間での主体の創造

規範化

「正常なものと病理的なものに関する新たな省察」（一九六三—一九六六年）は、規範化normalisationという新しい規範の形式を出現させる。第一版では存在しなかったこの規範の形式は、「新たな省察」では中心的な位置にある。この省察が新しいのは、その対象を捨て去ったからではなく、対象についての視点を変えたからである。「試論」が規範創造性を生命に組み込むことを目指していた一方、「新たな省察」は、規範と生命の結びつきを切り離している。実際に、規範創造性が生命に根差しているのと同様に、規範化はまずその社会的強制によって、そして生命とのつながりの不在によって、価値を持つ。こうして以下の問いが導かれる。人間の社会的特徴は、規範創造性の生命への基礎づけを消去し、生命的規範性とは異質の社会的規範性へと行き着くのではないだろうか？　主体はそれでもなお生物学的個体なのだろうか？　つまり、ピエール・マシュレが強調するように、「規範性ではなく、規範創造性に基づき規範を思考するという努力が一九四三年の「試論」を特徴づけているが、人間の労働とこの労働の諸生産物に関する規範化の現象すべてが考慮に入れられる時には、この努力は生命的なものから社会的なものへと延長可能なのだろうか？」[*1]。カンギレムの功績は、この問いに否定的な答えをもたらしたことにある。社会的な厚みは省略されていないだけでなく、社会的なものの分析が、生命の問題を再び提起する。カンギレムはここで社会有機体説の立場から逃れている。生命的なものが社会的なものに消し去りがたいしるしを刻むのではない。また、生物学的決定の形式において、社会的規範性の先験的諸限界を定めるのでもない。カンギレムによって何度か使用された「社会的規範創造性」の概念は、「生命的規範創造性」が生命的なものに固有の生命を提案するように、社会的なものに固有の生命を指し示している。ここに見出されるのは、生命の創造的多形性という中心的観念である。第一章の表題「社会的なものから生命的なものへ」が強調しているように、社会的なものは新たな生命の形式を生み出し、社会的なものの正しい理解によって、生命は生命的なものへと導かれることを示している。ゆえに問題になっているのは、生命的なものから社会的なものへと移行することではなく、むしろいかにして、その答えがある種の規範性である社会的規範化が、規範創造性の問いを再び提起するのかを理解することにある。社会的なものの分析によっても、カンギレムは社会的主体を生物学的個体の延長において思考するようにはならない。むしろ、社会的位置というものが、いかにして規範創造性を生産しつつ、新たな個体化の過程を決定するかを示そうとする。「試論」が、このようなアプローチの純粋さを損なう社会的決定因にもかかわらず、生物学的個体を明らかにしようとする一方で、「新たな省察」は、主体を絶えず脅かす生物学的決定因にもかかわらず、社会的主体を明らかにしようとする。したがって、『正常と病理』は、生命との関係における、生物学的（「試論」）そして社会的（「新たな省察」）な個人の理論として理解される。

「新たな省察」の視座においては、生命はもはや最初の項ではなく、むしろ社会的ダイナミズムの終端である。「有機体という観点から、私は社会に対していくつかの侵入をあえて行う」（NP173二一八）。有機体は社会を異なるように見せるのではない。社会こそが、有機体を再考させる。この異なる見方は、「試論」の不正確な読解から導かれる生物学的純粋さの失墜に起因している。「試論」においては、科学の客観的試みから生物学的規範創造性を解き放つという関心が、実証主義的言説によって覆い隠された、本源的な生物学的自然性の発見のために思考されていると見えるかもしれない。では、カンギレムの企図は、特殊な縮減の果てに得られる有機体の本質の解明として提示されたものなのだろうか。しかしそれは事実ではない。三つの理由が挙げられる。第一に、生物学的なものの自然状態は想定不可能である。カンギレムは絶えずそれを繰り返している。生物学的無垢さとは文化的神話が作り上げたものに他ならない。歴史の中の人間が、歴史に先立つ黄金時代を投影するのと同じく、ある日病気になるかもしれない人間が、その個人的歴史に先立つ生物学的純粋さを投影する。生物学的本性の神話は、ここではその本性の喪失の意識によって形作られている。このように、生物学的に無垢であろうと望むことは、有機体が無垢ではないと知ることである。「誰も無邪気に自分が無垢であると考えない」（NP, 180 二二五）のは、私が自分という有機体につい

＊1 *Georges Canguilhem, philosophe, historien des sciences*, Paris, Albin Michel, 1993, p. 292.

て持っている知識がこの有機体を変容させ、そこからあらゆる有機体の純粋さやあらゆる本質性を奪うからである（認識論的論拠）。第二に、生命は個体化し、差異を作りだし、有機体の固定性という観念とは相容れない新たな規範を生み出す。生成する有機体はいかなる本質にも対応しえない。「生命はこのような中立性からははるかに遠い」（*NP*, 79、一〇六、生物学的論拠）。第三に、ケトレのテーゼの分析が示したのは、その社会的帰属（生活リズム、寿命、栄養摂取）に負っているもののせいで、有機体が、その根源的な純粋さにおいてあらわになるということが、どれほどまでに決してありえないかということである（社会学的論拠）。

規範化は社会の合理化の過程に結びついている。フランス革命期における医学と学校の規範化は、「最終的にそれ以降規範化と呼ばれることになったものに行きつく規範化の要請」を表している（*NP*, 175　二一九）。「新たな省察」第一章「社会的なものから生命的なものへ」におけるカンギレムは、社会的に正常なものを、生命的に正常なものと区別しつつ特徴づけようとしている。規範の要請が有機体に内的なものである一方で、社会において行われている規範化は、規範化される対象に外的な選択や決定に基づいている（*NP*, 176　二二〇）。規範化される norme 対象に「内在的な」（*NP*, 176　二二一）規範創造的調整の生命にとっての必要性は、規範的決定の社会的恣意性のために消え去ってしまう。社会は、規範化される対象に対して恣意的かつ超越的な規範の周りに構成される。線路の一・四四メートルの内幅は経済的、エネルギー的、軍事的、政治的合理化の歴史的要請に対応している。社会的規範化が存在するのは、社会が「集団的諸要請の」総体によって定義されているからに他ならず、これらの要請は「それ独自の善」を定義する指導的「構造」の周りに組織化されている（*NP*, 176［二二〇］）。規範は内的調整として価値づけられることをやめ、これ以降命令によって措定される。規範が生命的平面の上で有機体の自明の存在を表現している一方、社会的規範は反対に社会が厄介を引き起こすことを説明している。

社会的規範化の問題含みの本性は、カンギレムによって、一九五一年に『現代医学大全』のために書かれ、一九五二年の『生命の認識』に再録された論文「正常なものと病理的なもの」において詳細に論じられている。[†1] カンギレムは正常なもの（＝規範的なもの）の二重の定義を提案している。正常なものはある規範に結びつけられている存在の静的性格を表すか、あるいは力動的意味を示している。正常なものの力動的意味は、静的意味での正常なものを基礎づける。標準的ピペット、師範学校〔École normale 直訳すれば「正常な学校」〕、鉄道の標準軌などが正常であるのは、それらが規範を作り出すものとしての正常なものの動的意味に基礎づけられているからに他ならない。ところで動的な意味での正常なものが存在しうるのは、それ自体が規範創造的意図から作り出される、規範化の決定によってのみである。用語の社会的意味においての正常なものは、ゆえに存在の肯定に立脚するもの（静的正常）であると同時に、価値の肯定に立脚するものでもある。いわゆる正常な

†1　« Le normal et le pathologique », *La connaissance de la vie*, p. 155-169.（「正常なものと病理的なもの」『生命の認識』一八〇－一九九頁）

対象はすべて、存在と同時に価値措定である。ゆえにある対象を規範へと変容させることは、ある規範的決定を前提としているが、この決定が有効になるのは、この対象に威厳と価値を与える規範創造的意図との関係においてのみである。こうして規範化の社会的生成において三つの契機を区別することができる。〔第一に〕さまざまな価値を志向する規範創造的意図、〔第二に〕規則、規定、尺度、モデルを制定する規範化する決定、〔第三に〕制定された規範への対象の参照を可能にする規範化する使用である。これら三つの契機は、かならずしも調和的ではなく、時として対立する外在性の諸レベルを出現させる。それらが喚起するのは、活動の調整された発展というよりも、不確実で、自由で、対立を引き起こす責務のダイナミズムの強調である。「正常なものとは、静的あるいは平和的な概念ではなく、力動的で論争的な概念である」（*NP*, 177 二二一）。社会的領域における諸規範の争いは、その闘争的特徴に結びついている。社会的闘争はまず諸規範の間の闘争として思考されなければならない。諸規範のこの闘争は、それらを支える諸価値の間の闘争として理解されなければならない。ここでは規範は、存在の領域に自らを位置づけようとしつつ、既存の諸規範や、それ自体が規範化すべき現実を探し求めているその他の諸規範と対立する要請として解読される。

ある対象の規範化された部品への変容の過程は、規範化の要請の前提であり、既に存在しているものを必要とする。存在は要請に先立ち、集団的であれ個人的であれ、ある社会的主体の規範創造的意図によって与えられた諸価値によってのみ、そうした存在を要請の規範創造的カテゴリーのもとに包摂することが可能になる。「規範を与える normer こと、規範化することはある存在に、そしてある所与に要請を課すことである。この存在や所与の多様性や統一性のなさは、要請の観点からは、異質であるというよりも敵対する変数として現れる」（*NP*, 177 二一二）。つまり、社会的論理は回顧的論理である。存在は規範の使用に反抗する、旧弊な所与として現れる。社会的規範性は、規範創造的意図と規範化する決定の成果であり、受け入れがたい元来の状況を認識することを前提としている。こうして規範化は、経験あるいは質料の元来の不均整の合理化として現れる。規範への適合が前もって必要としているのは、ある種の規範の空白の経験であり、その経験において距離の多様性が規範の連なりの単一性に先立って存在している。「規範は多様なものの統一の、差異の解消の、対立の調整の可能な在り方として提示される」（*NP*, 177 二一二）。規範に対する他性は、規範化を逃れる社会的多様性として思考される。

この他性はまず時間的なものである。なぜならそれは、要請に対する存在の時間的先行性を示しているからである。カンギレムは、道徳的諸要請に直接的に合致している黄金時代や存在の夢想的天国の神話を分析している。混沌の神話の名残が思い起こさせるのは、黄金時代の神話が原初の混沌の否定によってしか形成されえないということである（*NP*, 178-180 二一三－二一六）。黄金時代によって表される規則の不在が前提としているのは、混沌に他ならないこの規則のない状況への規則の付与 régularisation である。規範の言葉では、いかなる規範も必要としない規範に合致した経験（黄金時代、自然状態）は、原初の混沌の規範化を前提としている。混沌は人間学的経験の原初の項を作り出す。その目的は、将来の規則性、すなわち黄金時代によって、混沌の断絶を引き起こすことである。神話的平面においては、規則性は規則の不在の上にしか存在しない。社会的な諸規則は、危険の経験においてこれらの規則を試練にさらすようなもののみを調節の対象とする。「諸規則の経験とは、規則の不在という状況における、それら規則の調節機能を試練にさらすことである」（NP, 179 二二五）。

次に、この他性は価値論的である。自然法則がその結果を必然的に決定する一方、規範はその規則を押しつけるのではなく、提案する。「提案されることは押しつけられることではない」（NP, 177 二二二）。規範は統一するというよりも調節する。それはさまざまな距離を組織化し、それらを減らしたり、共通の尺度からそれらを測定しようとする。仮に一グラムの蒸留水を各一〇、一五、二五、三〇滴に分けるよう構成された複数のピペットがあったとすれば、二〇滴に分けるものとして定義された通常の normal ピペットは薬学的、技術的に想定される結果を伴う、可能な基準、共通の尺度を提案している。同じく、複数の教育方法があるとするなら、師範学校 école normale によって、異なった教育実践の間のコミュニケーションを可能にしつつ、教育学的基準を定義することができる。規範化の起源である、社会的「基準」のこの共通化は、非常に明確に「選好」という先入観を前提としている（NP, 177 二二二）。師範学校は、教育方法なら何でも教授するというのではなく、（それが正しいかは別にして）もっとも有効であると判断された教育方法を教える。同じように、二〇滴に分割するという選択は、ある物質の薬効を最大化すること、そして操作可能性の単純さを増すという二重の関心に結びついている。規範化によって得られる合理性は、社会的現実の異なる諸要素の間に打ち立てられるコミュニケーションによって行われる。規範化は、ある共通の価値を配置することによって、現実という場を統合する。生命の規範化とは異なり、価値は規範に内在的ではない。それは、規範創造的意図によって行われる社会的規範化に先立って存在する。規範創造的意図に起源を持つ政治的、経済的、技術的、道徳的価値が、極性のはたらきによって前提としているのは、規範化の試みによって貶められる否定的価値の出現である。「こうして、ある可能な秩序に対する選好はすべて、多くの場合暗黙のうちにであるが、それとは逆の可能な秩序に対する反発を伴っている」（*NP*, 177-178 二二一）。肯定的なものと否定的なものの社会的場における出現は、特に示唆に富んでいる。なぜなら、それが明らかにするのは、規範化とはある秩序の創設であるが、それは当初の無秩序と関連しているだけでなく、他の秩序の形式も排除しているということだからである。とはいえ、この排除は、他の秩序の形式を決定的に追放するものではない。規範創造的秩序づけは逆転の可能性を前提としている。偽に対する真の優位という論理的規範から、偽の真に対する優越への逆転（*NP*, 178 二二二－二二三）、あるいはある教育的規範から異なる教育的規範への逆転が示しているのは、われわれが規範から逃れているということではなく、規範に起源を持つ諸価値が移動しているということである。

結局のところ、この他性は空間的なものである。異常なものは、変動の空間的基準に従って定義される。不均質な空間的多様性は、規範の暴力を知らしめる。この暴力は、多様性をその規範的諸特性へと縮減しようとする暴力である。こうして規範は、既存のさまざまな多様性の中で一体性を持つものを数え上げることを目指す判断としての価値を持つ。カンギレムが指摘するように、ここにわれわれが見出すのは、ラテン語ノルマ ***norma*** の語源的意味である。ラテン語では、ノルマとは定規を意味する。ところで定規は直角を描くことを可能にするものであり、「まっすぐにする」こと、「まっすぐに立てる（＝訓練する）」こと、「まっすぐに立て直す（＝ゆがみを直す）」ことを可能にするものである（NP, 177 二二一）。規範化の規律訓練的意味は、矯正あるいは監視の中にその社会的表現を見出す。

したがって規範化は、社会的なものの合理化の試みとして現れるが、この試みは調整的、価値論的で規律訓練的な試金石として理解される。そうして、規範はその外在性、恣意性、超越性によって価値を持つが、その一方で、生命の規範創造性は、諸価値の内在化、それらの価値の必要性とそれらの生命への内在によって特徴づけられる。最初から問われている問題はそのまま残っている。それは、社会的なものを離れることなく、いかにして生命的なものに再び合流するのか、という問題である。つまり「規範化の経験は特に人間学的で文化的な経験である」のだろうかという問題である（NP, 181 二二七）[*2]。

最初の否定的な答えは、第一章の続きの部分で与えられる。社会的なものから生命的なものへと向かうことは、社会と有機体を混同することではない。確かに、社会的諸規範は社会的システムの中で互いに関係し合っている。一見したところ、有機体の相互依存に類似しているように見える社会的相互依存が存在している。諸規範の間のこの相互連結は、諸規範を下支えしている規範創造的諸価値によって説明される。技術的規範は、経済的諸規範との結びつきを免れているわけではない。なぜなら、一つの全体的な価値が、社会の構造として支配的な位置にあろうとしているからである。「つまり、いかにしてある技術的規範が、社会とその諸価値の階層構造の観念に徐々に入り込んでいくのかが明らかになる」（*NP*, 183〔二三〇〕）。結果として、さまざまな規範はそれらの間で交流し、全体として組織される。社会的諸規範は社会的諸要素を緊密にまとめることを目指す装置、状態図を構成する。学校の規範は、選好の諸規則にしたがった資格の分割を打ち立てつつ、行動を均一化する。同時にこの規範は、それらの行動を個別化する、生産の経済的網の目、評価の技術的網の目、そして功績の道徳的網の目の中に組み込まれる。このように、規範はさまざまな価値判断にしたがった社会的領域の配分をもたらす。この判断の基準は理念的なもの（常により大きな最高値へと到達する）であるかもしれないし、あるいは事実的なもの（事前に定義された平均へとたどり着く）であるかもしれない。社会的諸規範は社会空間を組織する。「さまざまな規範は、少なくとも潜在的に、あるシステムの中で互いに関係している」（*NP*, 185〔二三三〕）。われわれは、見かけの上でしか、社会的諸規範の真の有機的相互作用に到達することはない。いくつかの理由によって、社会組織は有機体と比較されえない。

第一に、社会的諸規則は、その対象に外的であるのに対して、有機体の各部を調整する生命の諸規則は互いに内在的である。〔社会の〕各部分を調節し、その集団性を秩序づけることは、多くの命令の集まりに他ならないが、それらの命令は自明ではなく、問題含みであると分かるものである。という

＊2　カンギレムは、規範化の経験の極性は、特に人間学的あるいは文化的であると指摘している（*NP*, 178〔二二三〕）。

のも、そうした命令は、規則と調整すべき対象との間の距離や、規則を実効的で効率的にするような作業や、形や表象の付与を前提としているからである。規則の超越、その実際の作業、そしてその表象は、規則を不確かなものにする。ゆえに「社会秩序」は、「問題なく生きられる諸規則の総体」によって構成される「生命の秩序」とは反対に、予測不可能で問題含みの秩序である（*NP*, 186 二三四）。生命の調節は組織に内在的である一方、社会的調節は組織によって目指される目的としてのみ現れる。

第二に、社会組織は機械論的で合目的性を持つ二重のモデルに基づき思考されねばならない。「社会は機械であると同時に有機体である」（*NP*, 187 二三六）。実際には、この区別は調整の概念に関するものである。調整とは、あるいはある活動の意味の形成とは何なのだろうか？　社会が自己調整しようとしているということは、社会がその諸活動に内的意味を与えることを欲していることと、ならびに、それによって、社会に固有の諸欲求の主体として現れることを欲していることを強調することである。「合理化という名のもとに、社会的生の機械化として非難されるものが説明しているのは、おそらくは、それとは反対に、社会によって漠然と感じられる、自覚された諸欲求の有機的な主体になりたいという欲求である」（*NP*, 184 二三一）。社会はそのさまざまな責務を組織化しつつ、それに固有の意味を形作ろうとしている。ここで「合理化」とは、「機械化」という形式をとる必然的なものである。計画化の試み、諸々の計画を発展させようとする配慮は、社会が一つの機械として自らを構築しようとしているという観念に応答するものである。まさに、この機械になろうとする意志が、社会を一個の有機体と類似したものにする。社会が機械へと変容することを欲しているという事実がまさに明らかにするのは、社会が機械ではないということである。社会は単純な過程と混同されえない。なぜなら、反対に、社会はそれ自体の諸活動の主体として自身を理解しようと試みるからである。機械になること、それは機械であることではなく、外的なしかけ machinations に従属することなく、その仕組み machinerie の主体であることである。ゆえに、厳密に言うなら、社会は社会的機械ではない。なぜならその機械化は、社会がその父たろうとする一つの目的性の印だからである。社会が「機械であると同時に有機体である」ということは、社会が機械でも有機体でもないことを認めることである。仮に社会が意味や調節という目標によってその諸活動の主体となることを試みるなら、この意味は一時的に利用不可能であり、不在である。明らかな調節という形式のもとでの、有機体の内部でのその意味の現前は、もはや現実的なものではない。こうして、生物学的個人と社会的主体の間の厳密な区別が形作られる。生物学的個人とは、常に把握できる意味という形式においての、自己に対する活動的現前である。「ある有機体の生命とは、その諸要素のそれぞれに対して、全要素の共存が直接現れていることである」（*NP*, 188 二三七）。主体とは、それとは反対に、時に把握不可能なな意味という気がかりで悩ましい形式においての、自己に対するある種の不在である。

　第三に、社会的組織とは外的な諸要素を生み出すものであり、その一方、有機体の進化は存在の諸条件のますます繊細な統合を前提とする（*NP*, 190 二三八）。この意味において、社会的な歴史が前提とするのは、人間の外的な社会的分配であり、すなわち、生きる有機体と同一視することは到底できない人間を、外部へと置くことである。

彷徨

奇妙なことに、社会的諸規範の脆弱さによって、われわれは生命的なものへと導かれる。社会的規範性は、既存の規範の不安定さに関して生体としてのそれぞれの人間が持つ経験によって脆弱になる。社会的に正常なものは、諸規範の弱さという規範創造的な感情によってさいなまれ、措定されたあらゆる規範はこうして中断されうる。崩壊の危険のない規範は存在しない。社会的規範を肯定することは、その消滅の危険を前提としている。ゆえに社会的規範性とは、完全に合理的な現実を肯定する、積み重なった諸規範の機械論的体系と同じものではない。社会的生は、その諸規範の中で完結しているのではない。なぜなら、それらの規範は、個人の規範創造力によって常に再創造されているからである。生体としての人間の規範創造性を社会的生の規範性へと限定しうるということは、かえって以下のような規範創造性の観念を価値づける。すなわち、規範性の閉鎖の危険性を解体するだけでなく、社会的なものに活力を与え、変容させ、再創造する規範創造性の観念である。社会的なものの規範創造性が存在する。「新たな省察」第二章のカンギレムの一文「人間における有機的諸規範」はこの規範創造性の地位を明確にしている。「諸規範はそれらの距離によって認識される」（*NP*, 205 二五七）。「社会的規範創造性」（*NP*, 102 一三九）あるいは「社会的に規範創造的な生」（*NP*, 103 一四一）について語ることは、既存の諸規範の中で距離を作り出すことに賭けることである。既存の諸規範は世界から切り出されたものではない。それらは絶えず揺れ動き、変容し、経験の中で逆転する。

規範の逆転の可能性は、規範創造的な諸経験において打ち立てられる。規範は、ある存在に要請を課しつつ、そして多様なものを統一することをすすめつつ、その対立物や異なる規範において逆転する可能性を持つ。経験とは、規範によって規範化された変動しない素材ではなく、生体による規範それ自体の具体的な構築である。社会的生を構築する既存の諸規範は、生体としての人間の経験によって、肯定されるだけでなく否認されもする。この経験は、その内的な規範創造性において新たな対抗規範あるいはミクロな規範を作り上げる能力を縦横に使う、そうした経験である。ミクロな規範とは、既存の規範の中に組み込まれ、それを個体化する規範である。「その規範への参照によって、規範的であるとみなされないあらゆるものを軽視する規範は、それ自身によって、諸要素を逆転させる可能性を創造する」（*NP*, 177 二二二）。集団的意志の表現としての社会的規範は、個人の規範創造性によって常に中断される可能性を持つ。個人の規範創造性にとっては、異なる事物の状態を価値づけることによって、社会的生の既存の基盤を転倒させる可能性が生み出される。こうして、生体としての人間は、偽に対する真の優位としての論理学的規範を、真に対する偽の優位としての美学的規範と入れ替え、不誠実さに対する誠実さの優位としての倫理的規範を、誠実さに対する不誠実さの優位としての政治的規範に入れ替える（*NP*, 178 二二二－二二三）。

もし、生命の視点から規範性と規範創造性（前章を参照）を同一視するなら、社会的規範化において、規範性と規範創造性の間に新たな関係が今や打ち立てられる。既存の社会的諸規範は、ある種の社会的規範性を定義している。この社会的規範性は、あらゆる時に諸個人の社会的規範創造性によって変容される。こうして、社会的規範性は社会に関係づけられ、社会的規範創造性は個人に関係づけられる。既存の社会的諸規範は、通常の社会的生において、個人の行動を部分的にしか決定しない。個人はこれらの規範に対して、異なる諸規範を常に対置することができる。個人は自分自身の諸規範を、既に確立された、あるいは客体化された諸規範に結びつけつつ価値づける。社会的システムの機械化は、余白を残し、空白の領域を作り出す。この空白の領域は、自分自身の規範を創造するという計画を持った主体のみがつかみ、わがものにすることができる。ゆえに、生命の規範創造性のかたわらに、社会的な規範創造性が存在する。それは社会システムの既存の諸規範と、社会的主体が価値を与え、個人化した諸規範の間の自由な対決に存する。主体が存在するのは、積み重なった諸規範に対する従属と、それらの規範に関する主体構成が同時にあるからにほかならない。主体は諸規範の効果であるが、それは独創的な効果である。なぜなら主体とは、自分自身に効果を及ぼす効果だからである。ゆえに社会的諸規範は、生体の創造的論理から逃れてはいない。社会的システムは、完璧に油を差された機械の単純な仕掛けであるだけではなく、生きたシステム、そこで規範創造性が行使されうる有機体としても考えられている。われわれは、既に言及したカンギレムの言葉に新たな意味を見出す。ここでより長く引用することが重要だろう。「社会は機械であると同時に有機体である。仮に集団の諸目的が厳格に計画されているのみならず一つの計画にしたがって実行されていたならば、社会は機械にすぎないのであろうが」（*NP*, 187 二三六）。正確には、計画は決して同一ではなく常に変化するものである。計画は新たな諸要請によって再定義される。こうして計画は、生体としての人間によって個別化され、再創造される。そして人間は最初の位置から離れていき、異なる立場を作り上げていく。

離れていく能力は、生体の本質的な「変動性 labilité」を説明している（*NP*, 110 一四九）。「それぞれの機能にとって、そして機能の総体にとって、集団あるいは種の機能的適応の能力が働くようなゆとり marge が存在している」（*NP*, 110 一五〇）。ゆとりとは、それによって生体が個体化するものである。社会的変動性は、生命的変動性に対して、補足的な精密さを導入する。なぜなら社会的変動性は適応それ自身に対しての距離を作り出すことができるからである。生命のゆとりが新たな環境へのありうる最良の適応から生まれるとすれば、社会的ゆとりは適応の観念それ自体を疑問に付す。生命的変動性が適応の世界の中に新たな均衡を導入する一方、社会的変動性によって純粋に新しいものが出現しうる。ここでは、適応への抵抗は、社会的規範創造性の結果として理解される。こうして社会的定常項は規範創造的変動性の地平の中で修正される。ある結果の規範的安定性は、変動性の新たな諸空間との対決において絶えず試練にさらされる。つまり、安定性は変動性という努力における一時的な停止、あるいは認められた変動性にすぎない。とはいえ規範創造性は変動性ではない。変動性とは規範創造性を可能にし、それを準備するものである。このように変動性は生の不安定さと対をなしつつ、社会的規範創造性の二重の起源として現れる。

こうして距離は主体自身の規範創造性の条件となる。規範から離れること、まさにここに主体構築の行為は現れる。制度化されたもの、規則化されたもの、体系化されたものに対する反乱は、規範性と規範創造性の間の本源的な分裂を維持する。カンギレムの独創性は、それらの間に、既存の諸規範から離れる二つの方法を区別したところにある。一つは内的な方法であり、そこで距離は規範創造的なシステムの内部で与えられる。そしてもう一つは外的な方法であり、そこでは、距離は生命自体の力の反響としての社会的諸規範に対する、根本的な他性の結果として生まれる。ここでは距離は、社会的規範性に対する内的であると同時に外的な反乱として思考されている。カンギレムは、第二章「人間の有機的諸規範」冒頭で、自己との一致として定義される有機体の自己調整（*NP*, 194-195 二四四－二四五）と、「社会的ホメオスタシス」の不可能さを明らかにする「社会的対立関係」によって、ここで特徴づけられている社会的諸手続の区別に取り組んでいる。社会的なものの内的な調整の欠損が明らかにするのは、創意に富みつつも対立をはらんでいるという、社会的諸規範の特徴である。互いに整合的ではない諸規範が作り出すものは、潜在的あるいは顕在的な危機を前提としている。不均衡は、社会的なものを深部において規定している。「工業の時代の諸社会を観察すれば、それらの永続的な実情とは危機なのではないだろうか、そしてそれはまさにそうした社会に自己調整の能力が欠如していることの明白な徴候ではないだろうか、と考えることができる」（*NP*, 195 二四五）。危機とは、社会における諸規範の対立的存在の表れである。

カンギレムが引用している生物学者キャノン[*3]の誤りとは、生体の身体の内的調整を社会体の調整へと延長しつつ、社会的諸規範を有機体の諸規範と同一視したことである。だが、生命的なものの社会的なものへの同様の移行は、社会的諸規範の特殊性を誤解している。有機体の諸規範は、身体の代替的均一性を仮定している一方、互いに異質な社会的諸規範は、社会体を異種調整と対立に従属する場にする。キャノンの『からだの知恵』とは異なり、社会的規範は有機体の諸規範を再定義することを強いる。[†2] なぜなら、人間の諸規範は、「社会的な状況において有機体が行動する可能性として決定される」からである（*NP*, 203 二五四）。社会環境は有機体の環境を変容させる。ここでもまた、カンギレムによって、純粋に生命的なものへの接近は排除されている。「人間の身体の形態と諸機能は単に環境によって生命に作られた諸条件の表現ではなく、社会的に採用された環境におけるさまざまな生の様態の表現でもある」（*NP*, 203 二五四）。身体は、一方では人間の文化的リズ

＊3　アメリカの生物学者キャノン（一八七一―一九四五）はホメオスタシスの理論を構築した。一九〇〇年に医学博士号を取得し、一九一五年に『痛み、飢え、恐れ、そして怒りの中での身体の諸変化』と題する著作を刊行している。そこで彼が示したのは、痛み、飢え、恐れ、怒りの影響のもとでの身体の諸変化は、有機体の逃走反応として考えられるべきであるということであった。有機体はこうして、たえずそれ自身の逃走反応によって脅かされている均衡状態（ホメオスタシス）を維持するという価値ある能力を出発点として、理解される。これらの業績はクロード・ベルナールの業績と意見の一致をみる。なぜなら双方ともに有機体に内的な調整の価値を明らかにしようとしているからである。

†2　ウォルター・ブラッドフォード・キャノン『からだの知恵――この不思議なはたらき』舘鄰訳、講談社、一九八一年。

ムの生産物である。社会的諸様態は生命をそれぞれの仕方で決定する。しかしながら、「表現」という言葉が、生命的なものと社会的なものの間の本性の類似を示しているために、われわれはより先へと進まざるをえない。生命の諸形態が社会的諸様態の表現であるのならば、社会的なものと生命的なものの間に親密な関係が存在しているということである。生命が社会的なものを説明しうるためには、まさに生命が社会的なものに似ていなければならない。もし生命が社会的なものに似ているとすれば、それは社会的なものが生命的なものと類似している限りにおいてである。この類似は、社会的規範創造性が、生命的規範創造性と同じく、距離を生み出すという事実をわれわれが記憶にとどめているために理解することができる。

この仮説においては、距離は諸規則自体の内部において明らかになる。規則によって生み出された距離は、その代わりに規則自体を変容する。しかしながら距離は規則によって前もって決定されているわけではなく、諸規則それ自体が規範創造的試練に置かれることによって現れる。主体の形成は、距離のこの規範創造的能力によって条件づけられている。

まさにこの領域において、フーコーの思想との親和性が現れる。フーコーによって近代の規律訓練社会は規範の社会として定義されている。規範は身体そして精神を貫いている。規範の働きから離脱するいかなる可能性も思考不可能であり、個人が規範から自由になることは決してない。個人の距離は、規範の内部において価値を持つ。これらの個人的距離は理論的かつ実践的な二重のものである。私は自身の規範への帰属を理解する理論的可能性を持っており[*4]、その理解は、知に内的な

規範創造的生産に十全な諸概念を作り上げることによって行われる。[*5] 私は、友愛という独特の実践

---

*4　このテーゼは認識論的に重要である。なぜならそれは、私が社会的関係に帰属していることを理解する際に、認識に対して特別な効果を保証してくれるからである。ピエール・ブルデューによっても同様の認識論的規則が言明されている。特に以下を参照。*Leçon sur la leçon*, Paris, Éditions de Minuit, 1982.〔「講義についての講義」『知の総合をめざして——歴史学者シャルチエとの対話』加藤晴久、倉方健作訳、藤原書店、二〇一八年、一二五－一七六頁〕これら二つの場合において、社会的諸規則の認識は、私を諸規則から解き放つのではなく、これらの規則に対する一つの戦略を可能にする。同じく以下を参照。*Méditations pascaliennes*, Paris, Seuil, coll. « Liber », 1997, p. 12.〔『パスカル的省察』加藤晴久訳、藤原書店、二〇〇八年、一三頁〕。最後に、この文脈においては、理論的認識は真の自己についての実践として、フーコーの意味では修練として、あるいはブルデューの意味では瞑想として考えられることを指摘しておこう。

*5　カンギレムはフーコーの著作『言葉と物』についての論文「人間の死あるいはコギトの枯渇?」〔« Mort de l'homme ou épuisement du cogito? », *Critique*, no 242, juillet 1967, p. 599-618. *Œuvres complètes tome V Histoire des sciences, épistémologie, commémorations (1966-1995)*, Vrin, 2018, p.,189-214 に再録〕において、エピステーメーの概念が断固として非規範的な概念であろうとしていることを指摘している。思考するという作業の中で、フーコーの思想は、正常なものと病理的なものの区別を消し去ろうとしている。「今日、フーコーの哲学よりも正常なものと病理的なものの区別に対して異質で、より規範的でない哲学は存在しない。」(p. 612) しかしカンギレムは、規範への参照なしに概念を考えることの困難さを強調している。「理論的知識に関していえば、その概念の特殊性を、いかなる規範も参照することなしに考えることは可能であろうか?」規範の忘却であろうとするエピステーメーは、カンギレムにとっては暗黙の規範を前提としている。それは、エピステーメーという場における規範の忘却が不可能なことであると述べる方法である。

において、他者に対しての規範にしたがわない関係を創造することができる。[*6]「生の様式としての友愛について」[*7]というフーコーのテクストにおいては、規範化されていない主体構築の過程としての友愛の歴史的な可能性と、それを構造化する可能性が提示されている。友は独特の関係の形式を創造する。生のあるあり方、あるエートスだけが規律訓練的メカニズムを一時的に脇に置くことができる。フーコーのテクストにおいては、ホモセクシュアルの形象によって明示される友愛は、他者に対する規範にしたがわない関係を創造している。友愛という生の諸様態は、ゆえに諸存在の間の関係の非規範的システムを出現させる。

とはいえ、それはつまりフーコーにおいては、個人は規範創造的存在として理解されているということだろうか？　カンギレムによって、規範創造的人間は新たな規範を作り出すその創造力にしたがって定義されている（NP, 87 一一八―一一九）。この可能性はフーコーの分析には存在しない。私は既存の諸規範の中で、友愛の実践において規範的規律訓練を括弧に入れるということである。反対に私は、新たな規範を創造することも、既存の諸規範から脱出することになるようなものも作り出すことはできない。既存の規範に対する侵犯はフーコーにとっては不可能である。[*8]それに対して、カンギレムにおいては規範の転倒が可能になる。というのも規範創造的な人間は「諸規範を壊し、新たな規範を作り出す」可能性を持っているからである（NP, 106 一四四）。[*9]

フーコーとカンギレムの間のこの差異は、生きる人間の本質的な能力である彷徨に、カンギレムが距離を結びつけるやり方によって説明される。ミシェル・フーコーが指摘するように、彷徨は生体としての人間の本質を指し示している。「人間とともに生命は、決して自分自身の場所にいない生体へと、さまよい、誤るように運命づけられた生体へと行き着いたのである。」[*10] 彷徨は、生体としての人間が、手持ちの情報を使って生きようとする戦略において、姿をあらわす。動物は自身を

---

*6 第三の距離の形式は、前述の二つにしたがっており、思考の実践それ自体の中に存在するであろう。こうして思考は規範にしたがわない自己の修練として理解される。ピエール・ブーレーズの音楽実践についてのミシェル・フーコーの「ピエール・ブーレーズ、突き抜けられた画面」（*Dits et écrits*, Gallimard, t.4. 特に p. 222〔「ピエール・ブーレーズ、突き抜けられた画面」笠羽映子訳『ミシェル・フーコー思考集成Ⅸ 1982-1983 自己統治性 快楽』筑摩書房、二〇〇一年、七-八頁〕）と題されたテクストを参照。「思考について彼が期待しているのは、それによって彼が行ってきたこととは異なることをなすことが絶えず可能となることである。彼が思考に求めることは、彼が行っている、規則に厳密にしたがい、深く考えられたゲームの中で、新しい自由な空間を開くことである。」自由は思考の修練に起源を持つ。

*7 *Dits et écrits*, Gallimard, t.4. p.163-168〔「生の様式としての友愛について」増田一夫訳『ミシェル・フーコー思考集成Ⅷ 1979-81 政治 友愛』筑摩書房、二〇〇一年、三七一-三七八頁〕

*8 唯一フーコーが思考した侵犯についての経験は、文学的経験である。以下を参照。« Préface à l transgression », *Dits et écrits*, t. 1, p. 233-250.〔「侵犯への序言」西谷修訳、『ミシェル・フーコー思考集成Ⅰ 狂気 精神分析 精神医学』筑摩書房、一九九八年、三〇四-三二五頁〕

*9 ある種の歴史的経験の中に、新たな規範の能動的割り込みや、新たな規範の創設の徴候を見出すことは可能であろう。イラン革命についてのフーコーのテクスト群はこの趣旨に沿っている。特に以下を参照。« Inutile de se soulver ? », *Dits et écrits*, t. 3. P. 790 à 794.〔「蜂起は無駄なのか」高桑和巳訳『ミシェル・フーコー思考集成Ⅷ 1979-81 政治 友愛』筑摩書房、二〇〇一年、九四-九九頁〕

*10 Michel Foucault, « La vie : l'expérience et la science », *Dits et écrits*, t. 4, p. 774.〔「生命――経験と科学」廣瀬浩司訳、『ミシェル・フーコー思考集成Ⅹ 倫理 道徳 啓蒙』筑摩書房、二〇〇二年、三〇三頁〕

作り出している情報（遺伝的、動物行動学的…）に従属している一方で、生体としての人間は、その固有の情報と自由に関係を持つ。動物と人間の区別は、『科学史・科学哲学研究』の「概念と生命」という章でカンギレムによって明確に示されている。「人間が間違うのは、探し求めている情報を集めるために適切な位置にいないときである。それだけでなく、人間が情報を集めるのは、絶えず移動するからである。[*11]」誤謬は彷徨と直接的な関係にある。彷徨が意味するのは、良い情報を使用するために適した場所にいないということだけでなく、その距離によって、新たな情報を見つけるということである。ゆえに「認識とは飽くなき探求」であり、生きる人間の誤謬によって更新されるものである。[*12]「新たな省察」の最終章「病理学における新たな概念——誤謬」は、そのもっとも哲学的な枠組みの中で、絶対的な彷徨というものの規範創造性を強調している。この章は彷徨の中に、生命的そして社会的規範創造性の組織の条件を見ることを促している。問われているのは社会的諸規範から脱却することではない。むしろ、社会的諸規範の内部から異なる生の可能性を生み出すことが問題である。この生の可能性は、質的に異なるもので、ここでは「欲求[*13]」という言葉によって定義されている、自然的諸規範の古層において汲みつくされるような可能性である。欲求とは、必然的に変化していく特殊な状況に対する一つの答えである。問題は「欲求が可能な規範化の客体なのか、あるいは諸規範を創造すべき主体なのかを知ることである」（*NP*, 183［二三〇］）。生命の欲求は社会的行為を基礎づけないが、社会的欲求は、「社会をその諸欲求の有機体的主体にする」（*NP*, 184［二三一］）ことによって、生命の欲求を再創造する。規範創造的な社会的行為が明らかにするのは、社会的なものに固有の生命的能力であり、フーコーにおいては気づかれることのなかった、それによって社会が主体となるようなやり方である。

諸形相――主体

主体的創造と労働――主体という用語は、規範創造的な人間との関連において、カンギレムによって導入された。主体は力能の社会的効果である。主体は社会的規範創造性の運動である。個人が主体となるのは、社会において生きる力能を増大させる時であり、生来の個人性に疑問をつきつける、新たな可能性を生み出している時である。逆に、その生きる力能が弱まれば、即座に個人は主体としての形式を失う。というのも、〔弱まった〕可能性のせいで、この個人は、「自身に対して、あるいは環境に対して直接的かつ具体的に行動できる状況にある」他の人々の可能性よりも、劣った位置に置かれてしまうからである（*NP*, 105-106 一四三）。この最後のケースが示すのは、その主体としての形式に近づくことができず、常に生体のこまごまとした必要の中に追いやられている個人

＊11 *Études d'histoire et de philosophie des sciences*, p. 364.〔「概念と生命」松浦俊輔訳、『科学史・科学哲学研究』四二八頁〕

＊12 *Ibid.*〔同書〕

＊13 「そして欲求とは、それを経験し生きるものにとっては、還元不可能だからこそ絶対的な参照の体系である」*La connaissance de la vie*, Paris, Vrin, 1985, p. 154（『生命の認識』杉山吉弘訳、一七九頁）

である。

社会的規範化は、規範性と規範創造性の二つの極の間で揺れ動いている。その一方、社会的諸規範は、それが作り出す距離によって定義される。社会的諸規範は、アプリオリな規則によって設定される適応的態度を作り出すのではない。適応が前提とするのは、社会的個人が、機能的に定義された場所を割り当てられているように考えられるということである。しかし、生体としての人間は、社会システムの顕在的諸規範から離れることができる。一つの有機体として生きることが、選好し、排除することであるのと同じく、社会的なものの中で生きるとは、ある規範群を選好し、その他を排除することである。こうして、社会的規範創造性によって、外的環境への適応という観点においてではなく、自己に対するある種の創造的関係において、労働を思考することができる。創造の対極にある排他的適応は、距離を無視し、人間に対して自己充足的な社会的諸規範を内在化し、それ以降内在化されたこのモデルに順応することを要求する。ゆえに、個人が体現する危険とは、アノミーであり、順応している規範の忘却である。

正確には、労働する個人がその労働に結びつけられるのは、既存の諸規範に対してこの個人が持つ創造的距離によってである。労働とは、現前する諸規範の中で個人が作り出す距離の経験に他ならない。「労働は生きる人間のその生の環境に対する関係になる。それはただ従属するだけの関係ではなく、生体自体によって目指された関係である。[*14]」そしてカンギレムは、ある仕上げ工の言葉を引用している。「労働者が「自分は言われたことをやっている」と思いながら機械の前に立つことは決してない」。これをカンギレムは以下のように説明している。「行うように命じられたことからいくらかの距離を取ること、それは文字通り自己を活用することであり、生産的諸操作の排除できない小さな参加者である主体として、自己を理解することである。」労働という主体的経験において、自己への配慮が作り出されている。生産活動における主体の自己反省性が構築するのは、自己に対する真正な関係である。[*15] 距離を置いて存在することとは、外部にあることを意味するのではなく、反対に、自己の完成に必要な距離を創造することを意味する。命じられた仕事の社会的諸規範に対して、労働者は日常生活の領域からくみ出した個人的諸規範を対置する。ここで行為の問題は、規範の創造の領域において詳述されている。働く個人の生は、（感情的、文化的、知的などの）他の極性を示しつつ、個人を労働という単一の極性から引き離す。こうして労働は、生きる人間に特有の多極性の経験となる。個人が主体として自己を構成するのは、巨視的極性の適応的論理を、創造的ひらめきのために断ち切る時である。このひらめきによって、個人は自分が作り出した微視的規範の経験において自己を活用する。結果として、主体生成 devenir-sujet は、適応観念の制限と、

＊14　カンギレム、イヴ・シュヴァルツの著作『経験と労働の認識』への序文。（*Yves Schwartz, Expérience et connaissance du travail*, Paris, Éditions sociales, 1988.）

＊15　活動性と主体性の間のこの力動こそ、イヴ・クロが特に『人間なき歴史？』（*Yves Clot, Le travail sans l'homme?* Paris, La Découverte, 1995）ならびに論文「労働の心理学——ひとつの可能な歴史」（*Les histoires de la psychologie du travail*, Toulouse, Octares Éditions, 1996, p. 22-24.）において強調したものである。

本質的で創造的な偶発事を経由している。

まずこの適応観念の制限は生命の領域において行われる。過度に厳しい適応は、環境の転換にともなう諸現象の前では無力であるために、成功した適応は、生命それ自体にとっての危険を表している。したがって、生の諸形式の変動幅の発展によって、生命は特殊化の正反対のものを得ることになる。生命は多様性を強調するが、その一方、「過度の特殊化」によって、適応はあらゆる変化を禁じてしまう（*NP*, 90 一二二）。こうして二つの形式の適応が批判される。一つは機能的充足の探求への適合に関するもので、もう一つは、機械論的、物理化学的あるいは生物学的秩序における必然性の影響のもとで理解されるそれである。これら二つの理論は、物理的に構成される一つの実体として環境を考えることとの不都合さを表しており、環境の活動と有機体の活動を、環境と有機体を同時に作り直すような中間部として考えるのではなく、それらを分割してしまう。生命の展開はもはや出来事をもたらすものではない。［これらの理論においては、］有機体と環境は、独立した二つの因果系によって別々に決定される（*NP*, 214-215 二六九）。実際には、有機体は環境に適応し、自身の経験の領域を構造化しつつ環境を制限するのと同様に、環境を創造し再創造する。

同じように、個人がもはや従属するしかない、作られた社会的環境は存在しない。個々人の歴史と結びついた環境は、それぞれの規範創造性によって構造化されている。長距離ランナーの規範はスプリンターの規範とは異なっているが、それは異なる生の環境に対応しているからである。本質的に創造的な規範創造性の結果である、個々人の規範の多様性によって、各人は自身の環境の主体として、自己を構成することができる。それはまさに、生命的規範創造性の結果としての有機体の規範の多様性によって、あらゆる生体が主体創造性 subjectivité として定義されることと同様である。さらにこの「同様である」ことは主体創造性から主体が純粋に派生することを意味するのではなく、むしろ、主体の経験において新たな主体創造性の形式が創造されるということであることを、意識しておかなければならない。

倫理的主体化と医学――主体形式 forme-sujet は生命それ自体に帰属する生の在り方である。生体としての人間の主体への変容は、その生物学的個体化に結びついている。カンギレムの倫理的教訓は以下のようなものである。汝の中に、そして汝の周りに生命を増殖させるよう行動せよ。生命の完全性は、その生産性に結びついている。[*16] 分析はスピノザ的着想を持っている。「生体としての人間は、生命に固有の自発的努力を延長することによって、規範とみなされている生命の維持と発展に対する障害となるものに抗して戦う」(*NP*, 77 一〇三)。倫理は生命に対応するものの位置にある。なぜなら、価値は生命それ自体の中に書き込まれているからである。主体は規範において、生命に内在的な諸価値をくみ出す。生命から価値への分割は

＊16　スピノザ『エチカ』「「事象性」と「完全性」を私は同じことと解しておく」第二部、定義六(『エチカ』上野修訳『スピノザ全集Ⅲ』岩波書店、二〇二二年、八五頁)。

行われない。なぜなら、生命とは価値だからである。とはいえ、生命が価値の無意識的立場にある一方で、倫理的主体は意識的にその諸価値を措定する。

倫理に生命‐価値の価値づけとしてのその全価値を与えるものは、生命それ自体において生きる人間にとって否定的なものを出現させる、多様な距離に関係している。このように、生体の生命は自明のものではなく、前もって決定もされていない。私は生の単一の規範に縮減されるかもしれず、もはや走ることも病気になることもできない…。

こうして、倫理的に行動する医師の範例性がわれわれの目にふたたび姿を現わす。なぜなら、この医師は、生命の局地的減退に対応しようとしているからである。彼は個人的な苦しみに立ち向かっている。同じように、生きる人間が主体であろうとする行為において、苦しみ、生、そして倫理の間の結びつきも、明確に示される。倫理的行為とは常に、生命がその破壊の可能性に対して主体において創造する応答である。主体形式の倫理の構成的あり方は、痛み、病気、死などの、生命が受け入れるかもしれないさまざまな否定的な可能性への応答である。

こうして、カンギレムはルネ・ルリッシュによって示されたような医学の地位と一線を画している。[*17] 実のところルリッシュにとっては、医学は何よりもまず認識の問題である。この認識の進歩は、連続的な仕方で、上昇線にしたがいつつ起こることは決してない。誤りやすい人間の精神は、常に事物の不変の原因という問いに行き着き、しばしば間違いを犯す。同様に、医学的認識は、直線的モデルにしたがうよりは飛躍によって作られており、「われわれの人間的状況の欠陥」によって制限されている。この欠陥によってわれわれは自分自身の中にしか事物を見ることができず、「生体の世界の生物学的絶対」を知ることがかなわない。ルリッシュにとっては、医学の目的は物理的人間全体の認識にある。そのような考え方のもとで、ルリッシュは医学的実践の重要性を拙速にも減じてしまう。「問題は明らかに、医学の技芸、すなわち個別的なものに縛りつけられた、個人に応用される技芸自体の実践ではない。問題はその技芸を導き、霊感を与える諸観念に他ならない。」医学における諸観念の理論と実践の間の分裂は、諸観念の方を利する形で実現する。医学の技芸は実践における理論の投影にすぎず、それ自体の内容を持たない。こうして、研究と経験主義の間の明白な分裂に取り込まれた医学は、純粋な理論の諸極によって医学を分類する研究に、実際には基盤を持つことになる。その結果、医学は個人的なものへと降下していくのではなく、一般的なものの研究にとどまらねばならず、同時に観察から出発し、帰納あるいは演繹の助けを借りて取り出された観念へと上昇しつつ、事実の組織的なまとまりである諸法則に支えられなければならない。医学のゆくえを探求することは、そこにおいて医学が現れるような諸観念について問うことへとしか行き着かない。医学は正常な人間についてのよき認識の一つであり、副次的には、正常な人間の仕組みをそれぞれのやり方で明らかにする、さまざまな病気についての認識である。結局のところ、常により一般的でより形式的な諸理論を立てることによって、医学は人間全体の認識を目指してい

＊17　René Leriche, « Où va la médecine ? », *Encyclopédie française*, t. 6, conclusion, 1936.

る。これらの理論の枠内において純粋研究の発展が組織されうる。

だが、カンギレムにとっては、医学について語ることとは、これとは反対に、医学に含まれる認識の抽象的部分を相対化し、医師の必然的に倫理的な実践との関係の中に医学を置くことである。医学は科学であるよりも、実践知と生き方というアルス ars の二つの意味において技芸 art である。既に『正常と病理』の序文で、カンギレムは医学を本来的な意味でのひとつの科学としてというよりは、むしろ、複数の学問分野の交差点に位置する、生命の技芸として定義している（*NP*, 7 一〇）。医学は諸観念の天空へと逃避するのではなく、人間的諸問題のもっとも深いところへと降りていく。「われわれが医学に期待しているものとは、まさに具体的な人間の諸問題への導きである」（*NP*, 7 九－一〇）。治療行為によって生命の諸規範を復元しつつ、医師は、使用可能な技術によって生命を長らえようとする。このようにして、医師は生命自体に対する不可欠の仲介者として現れる。「医師にとっての生命とは、一つの対象ではなく、極性を持った活動性であり、医学は、否定的価値を持つあらゆるものに対しての防御と闘争という、生命の自発的努力を続けさせる。」（*NP*, 81 一〇九）。医師は主体形式と常に向き合っている。生命の技芸として定義される医学は、苦しむ主体と医師の主体という、二つの主体の間の直接的関係を前提としている。トーマス・ベルンハルトの小説『錯乱』[*18]においては、医師とその患者たちの間の会話が主体形成の過程を前提としているが、カンギレムにとって医学とは、病人の個人的境遇を医師への関係において翻訳し、病人の苦しみや苦痛に対する医師の関係を、生の再生と医－患者の関係によるこの生の価値づけという倫理的地平において翻訳するものである。

『科学史・科学哲学研究』の最後の章「治療学、実験、責任」は、医学を責任の倫理学の中で構築するための努力として読むことができる。[†3] 医師は実際、その日常的実践において、ある義務を割り当てられた倫理的人間としてふるまわなければならない。倫理的主体としてふるまうことは、経験の構造 tissu の中に責任という義務を出現させることである。倫理的主体は経験の中に浸っており、いかなる原則に応じて行動するかを決めることはできない。倫理的主体はいかに行動するべきかを前もって知ることはできず、行動せねばならない時、場所において行動する。カンギレムはこうして経験の真正な好機 *kaïros* を定義する。[*19] 医師は経験において賢慮を目指す。彼は、経験において現れる倫理的義務の中で最上のものを探求する。[*20]「医師の義務」はその経験によって織りなされる。医師はこうして賢慮の人として現れる。その経験は、盲目的な実験に決して堕落してはならないが、同時に、この賢慮の人においては、実験の観念は、生命それ自体の価値を守るために不可欠である。カンギレムは、ここでアリストテレス的範例を前提としている。倫理は書かれるもの

＊18 Thomas Bernhardt, *Verstörung*, Frankfurt am Main, 1967 ; pour la traduction française, Paris, Gallimard, 1989.

†3 « Thérapeutique, expérimentation, responsabilité », *Études d'histoire et de philosophie des sciences*, p. 383-391.〔「治療学、実験、責任」兵頭宗吉訳『科学史・科学哲学研究』四五四－四六六頁〕

＊19 この用語はアリストテレスにおいては好機と定義されるが、彼はこれを賢慮の最上の形式としている。

＊20 *Études d'histoire et de philosophie des sciences*, p. 389.〔「治療学、実験、責任」四六二頁〕

＊21 *Ibid.*〔同書〕

ではなく、経験の切迫性の中で生きられるものである。「治療すること、それは経験することである」[*21]。ゆえにすべては予測不可能なもののレベルで動いている。そこから状況（「状況の切迫性」）、経験、そして有害なもの、無害なもの、有益なものの間の諸限界――これらの限界は前もって設定できない（「誰も前もって言うことなどできない…」）――の多様性、痛みを与えることへの苦しみ（「医学では恐れに震えることなく実験できない」）、決定の緊急性など、それらに対して認められる重要性が生まれる。あらゆる倫理的行動は、医学的行動と同じく、経験の中で苦しむ人々を、その緊急性ゆえに、善悪のアプリオリに定められた限界を転覆させつつ、すみやかに導かなければならないような状況へと導く。カンギレムの目には、道徳の不十分さが、その正当化をそこに見つけ出しているように思われる。生きる人間ができること、できないことをアプリオリに決定することは、人間がその行為の主体として自己を作り上げることをさまたげる。人間は、事前に決定することのできない経験の中に頭まで浸かっている。つまり、道徳の名のもとでの実験の非難はまやかしであり、この批判によって、人間が行動することあるいはまた実験することがさまたげられるために、生きる人間から、そして主体形式からあらゆる倫理を奪うことになる。主体になることが常に前提としているのは、不安定さの境界から出発して、その生において、生命の均衡と結びついた均衡の諸形式を実験することである。医師という人物像のもとで理解される倫理とは、その中で生命が生き続け、成長していく均衡の諸境界についての実験である。この倫理的形式は、その不安定さによって生体に帰される危険の経験において作り上げられる。

科学のある種の観念——誤謬と歴史

誤謬と科学

『正常と病理』は、「新たな省察」の最終章「病理学における新たな概念——誤謬」において示される、特に豊かな新しい認識論的論点を発展させている。生きる人間がそれによってその生命への帰属を問題化する認識が、人間の生命に対する直接的存在の枠内で分析されている。この点について、「新たな省察」は「試論」との関連で一つの断絶を作り出している。

一九四三年には、技術は、科学に対立する、生命の戦略として考えられている。序論において提起された、科学と技術の、そして規範と正常なものの関係に関する二つの本質的問題は、ある明確な方向性にしたがっている。なぜなら、科学のために技術が忘却されていることこそが、正常なものの個人的かつ生きられた決定を覆い隠しているからである。科学はこうして生命から遠ざかるものとして理解され、その一歩で技術は生命の諸規範と近いものとして喚起される。このような考え方によって、カンギレムは医学を科学よりむしろ技術に位置づけるという方法論的選択を余儀なくされている。技術の諸形式と生命の結びつきは、一九四六年の同時代のテクスト『生命の認識』に収録された「機械と有機体」において強調されている。機械から出発して有機体の機能を説明するよりも、カンギレムは有機体の構造を用いて機械の製造法を理解しようとしている。こうして、有機体を一つの機械へと同化しようとする機械論が批判される。生体の組織は人工的で無意識的な製造物にすぎないのではなく、その反対に技術こそが生体の努力を模倣している。生命の諸機能の機械論的あるいは技術的説明は、実際には、自動人形の製造によって歴史的に決定された、ある技術的規範に対応するものである。デカルトは、有機体を機械に同化させているが、彼は懐中時計、大時計、水力装置の作り方などの当時の技術的諸形態に依拠している。生命的なものの社会的なものへの縮減、そして有機体の機械への縮減が行われうるのは、生命的なものを社会的なものと切り離しつつ、生命的あるいは有機体的諸規範を、社会的あるいは技術的諸規範へと組み込んでしまう社会的アプリオリの名のもとにおいてでしかない。実際には、生体のモデルはあらゆる技術的モデルの基礎にある。技術はそれに先立つ有機体の所与を「模倣している」[*1]。機械の作成は「生命の独創性」を前提としている。[*2]カンギレムは生命における機械的モデルの「書き込み」について語っている。生命的諸規範に技術的諸規範が書き込まれることによって、生命的なものから社会的なものへの連続性が生まれる。技術の規範的活動は生命の規範創造的活動を延長し[*3]、それによって『環境と技術』におけるルロワ゠グーランの仕事に着想を得た、生物学と技術の間の接近が可能になる。[*4]

技術と生命の間のこの近縁性は、科学的秩序によって分離される。科学は生命と関係を断ち、結果として、技術に対して異質な地平を導入する。「われわれがその正しさを証明しようとした解決策の利点とは、人間が科学によってその責任を負っているような断絶を強調する前に、技術による生命と人間の連続性を示していることである。」[*5] 科学が生命に対して生み出すこの切断は、カンギレムが「機械的発明を生物学的機能と」みなしたとしてはっきり賞賛しているベルクソンから借用した論拠として理解される。[*6]

これとは反対に、一九六三年から六六年にかけて、科学は生命への直接的関係において理解されている。この視点の移行は、二つの理由に帰される。第一に、一九六六年には、生命はもはや生命的なものではなく社会的なものを出発点に思考されている。同じく、生命的なものが社会的なものへの参照によって思考されていることから、生命の領域から排除されていたもの、つまり科学は、社会的要素としての資格で、生命の中に導きいれられる。科学は社会的かつ人間学的規定の資格で、

＊1 *La connaissance de la vie*, p. 113.〔「機械と有機体」『生命の認識』、一一八頁〕

＊2 *Ibid.*, p. 122.〔同書、一四〇頁〕

＊3 *Ibid.*, p. 115.〔同書、一三一頁〕「機械は人類の器官として考えることができる。道具、機械は器官であり、器官は道具あるいは機械である。」カンギレムは明確にレイモン・リュイエの『心理生物学の諸要素』(*Éléments de psycho-biologie*, Paris, PUF, 1946, p. 46-47.) に言及している。

＊4 ルロワ＝グーランは古生物学と技術の進歩の類似性について語っている。『環境と技術』(*Milieu et techniques*, Paris, Albin Michel, 1945, p. 357-361.)『身ぶりと言葉』において、ルロワ＝グーランは「技術の真の生物学を書かねばならないだろう」と述べている（第一巻『技術と言語』*Technique et langage*, Paris, Albin Michel, 1964, p. 206.〔『身ぶりと言葉』荒木亨訳、筑摩書房、二〇一二年、二四五頁〕）。

＊5 *La connaissance de la vie*, p. 127.〔同書一四五頁〕

＊6 *Ibid.*, p. 125.〔同書、原注二四頁〕「『創造的進化』は、いわば一般器官学概論である。」

社会的規範創造性の形式として理解される。科学は、社会的要素として、「新たな省察」において企図された、生命の新たな規定に寄与している。第二に、意味、情報、誤謬といった現代生物学の諸概念は、生体の内的構造化として現れている。科学はこうして生命の新しい形式を生み出す。認識は技術と同じ資格で生命の戦略として思考される。

この二つ目の論拠をカンギレムは重要視している。それはとりわけ「新たな省察」最終章における、病理学における誤謬の概念の分析によってである。生命とは誤謬である。遺伝の構造の中に組み込まれている、生命に固有の誤謬とは、ある型の疾患の起源である。認識の誤謬は、生体に内的な次元として理解される遺伝的誤謬に依存している。生命の規範創造性とは誤謬の力能である。ゆえに遺伝病は有機体の誤謬であり、ある配置の異なる配置への誤った置換である。「先天的誤謬」（*NP*, 207 二六〇）の概念は、隠喩的方法によってではなく、文字通り理解されるべきである。それは遺伝についての体系化された科学に基づいており、「情報理論」（*NP*, 208 二六〇）に属する諸概念に基礎づけられている。遺伝コードや遺伝情報が示すのは「線形秩序」の介入であり、それが決定するのは、染色体に書き込まれた生命に内在的な情報である。ゆえに遺伝病は、この領域においては、情報の不正確な伝達としての価値しか持たない。誤謬は、目的とされる秩序が健康という肯定的な秩序であることから生まれる（*NP*, 208 二六〇）。誤謬は目的とされる秩序の乱れから生じる。こうして、リュイエ[*7]とシモンドン[*8]からカンギレムが着想を得た情報の遺伝理論のおかげで、誤謬と真理を、科学的判断の単なる諸規則としてではなく、生体の秩序の諸形式そのものとして扱うことができるようになる。もし生命が真理の遺伝的次元において理解されるとしても、やはり生命はそれ自体の中に生命的諸規範の誤謬の諸条件を作り出している。まず誤謬が示すのは判断の様態ではない。それは生命の中で、生体の遺伝的混乱として、そして病気の中での生命の縮減として、という二つの形態において解読される。

生命の中への誤謬のこの二重の組み込みは、認識の誤謬を生命の領域に組み入れる。「ゆえに生命の誤謬と思考の誤謬の間にも、形相を与える情報にも形相を与えられた情報の間にも違いはない」（*NP*, 209 二六二）。思考と自然を、そして意識の操作と生命の諸形式を混同することなく、生命の誤謬の中への思考の誤謬の組み込みが結局のところ示すのは、情報の探求としての認識がその意味を汲みとるのは、情報の保管場所としての生命からのみであるということである。知識に内的な誤謬とは、誤謬を犯しうる生命の延長に過ぎない。「ゆえに生命は誤謬によって、この誤謬を犯すことのできる生体へと行き着くのだろう。[*9]」このように考えられることで、誤謬はもとの場所を離れ、認識から生命へと移行する。

＊7　Raymond Ruyer, *La cybernétique et l'origine de l'information*, Paris, Flammarion, 1954, 特に第五章「情報の起源」を参照。

＊8　Gilbert Simondon, *L'individu et sa genèse physico-biologique*, Paris, PUF, coll, « Épiméthée », 1964. シモンドンは生命の個体化 individuation によって、形相の観念が情報の観念によってとって代わられることを指摘している（p. 22-23）。

科学の見直しによって、カンギレムはニーチェのある立場へ合流する。生体の活動としての科学は、完全に支配された世界を作り上げるための生きる人間の企てとして現れる。実際のところニーチェにとっては、科学は、生命の恐るべきイメージを秩序立った世界のイメージによって置き換えるものである。つまりニーチェによれば、科学は、論理のプリズムによって、自然の特異性を単純化するように仕向けられた普遍的な虚構である。「真理は生命の幻影であるという意味において一種の誤謬であり、それなくしては人間という一つの生物種が生きられないであろうものである」とカンギレムが書くとき、この点について彼は完全にニーチェ主義者である。[*10] しかしながら、カンギレムがそこから引き出す結論は、ニーチェに逆らっている。ニーチェにとっては、科学は、生きる人間が生命に逆らう虚構の力を前提としている。カンギレムにとっては反対に、真理が表象する幻影は幻ではない。それが示すのは人間の生の特殊性であり、生きる人間に特有の戦略である。生命はただ力への意志へのみ縮減されるのではなく、動物的形式と人間的形式という二つの形式をとる。「もし生命が生命、力、権力への意志でしかないのなら、その張力の急激な低下は知覚不可能であろう。もし生命がそれ自身の制限を含んでいるのなら、なぜ生命についての理論を作り、生命を対象とする科学は生命の誤謬にしかすぎないのだろうか？　なぜ科学は生命によって受け入れられ、生命によって勇敢にも使用されることが不可能なのだろうか？[*11]」科学を断罪することによって、ニーチェは「力」あるいは「権力への意志」へと限られた、生命の限定的な概念を作り出すこととなる。反対に、カンギレムによれば、科学は力としてだけでなく、弱さ、「張力の急激な低下」、誤謬としても理解されるような、生命の拡大された概念から再考されねばならない。生命の誤謬と一体をなす科学の誤謬となった科学的真理は、逆説的に生命の真理となる。

概念

同じく、概念はその生命への内在性において再考される。ここでもカンギレムはサイバネティクスから着想を得ている。ロゴスは、遺伝情報の中で伝達される情報の構造という資格において、生命の中に組み込まれている。生体はそれぞれ生命の中に書き込まれ、保存されているロゴスに依存しており、そのロゴスによって、文字なき生命が、人類が文字によって行おうとしたこと、つまりメッセージの伝達を行っている。[*12] 生命の意味が、生命のアプリオリとして生命の中に書き込まれているというまさにその事実によって、生命は意味である。失敗した生命の諸形式（病理的あるいは「奇形的」諸形式）は、生命の中に書き込まれた意味の喪失として、衰えていく。こうしてカンギレムは、認識と生命の間の本質的対立という仮説を批判するようになる。この対

＊9 *Études d'histoire et de philosophie des sciences*, p. 364〔「概念と生命」松浦俊輔訳『科学史・科学哲学研究』四二八頁〕

＊10 « Science et contre-science » dans *Les hommages à Jean Hyppolite*, PUF, coll. « Épiméthée », 1971, p. 178.

＊11 *Ibid.*, p. 180.

＊12 *Études d'histoire et de philosophie des sciences*, p. 362〔「概念と生命」『科学史・科学哲学研究』四二五頁〕

立は、認識の諸操作にのみ向けられた関心によって明示される。[*13] この対立は、破壊あるいは愚弄という、生命に対する認識の二重の位置によって表現されているのであろう。実際には、認識は生命を破壊するどころか、人間とその生命の組織の間の緊張関係を解消しようとしている。ゆえに認識は、生きる人間の生の中に現れる生の緊張関係を解消する一つの方法である。認識は、生命がそれ自身の障害に立ち向かうために創造した媒介物である。それは生命の戦術として、そして人間とその環境の間の緊張関係の解消の方法として理解される。ここでもまた、カンギレムは認識することの一種の生命的演繹を行っている。この演繹においては、認識と思考は、「生命の中に組み込まれて」おり、それは生命をよりよく調節するためである。

こうして生命へと結びつけられた認識は、生命への二重の帰属を前提としている。(1) 生命的諸規範は、それが認識することの諸規範も含んでいるために、あらゆる意味やあらゆる思考の形態を排除し、機械的諸力によって定義される純粋に物理的規範に縮減されない。(2) 認識することの諸規範は諸形式の生命的領域において思考される。生命的規範はさまざまな形式を創造する（「生命は諸形式の形成である」）が、その一方で、認識の規範は、創造された諸規範を分析する（「認識は形相を与えられた質料の分析である」[*14]）。現実化した諸形相の分析は、固有のやり方で、形式の創造としての生命の努力を認識の中で延長する。認識の分析のアポステリオリは、一九五二年には創造という生命のアプリオリへとたどり着く。認識の諸規範は生命の諸規範に根差しているのだから、認識の諸カテゴリーは、もはやそれらの認識論的意義のみに限定されるのではなく、そこにそれらのカテゴリーが根差している生物学的意味を獲得する。こうして真理の論理学的カテゴリーは、真理の生命的形式によって下支えされ、論理学的誤謬は原初的彷徨としての誤謬に支えられる。

生命の創造の平面と認識論的分析の平面との分離は、カンギレムが「概念と生命」を書いた一九六六年に決定的に不可能なものとされる。「概念と生命」は、概念の秩序と生命の秩序の統一に寄与している。[*15] これ以降認識の諸規範は、生命に内的な概念への参照によって思考される。認識と生命の諸規範の統合はこうして概念の平面上で行われる。[*16] ふたたびカンギレムは科学を生命の活動として定義するようになる。[*17] 現代生物学とその成功の概念を出発点とするアリストテレスの読み直しによって正当化される、概念と生命のこの同一視は、生命の認識が生命に対して負っている借りを強調している。仮に生命が概念であるなら、認識は生命それ自体に内在的である。認識は、生きる人間が自身の生命への組み込みを考えるための努力となる。ゆえに認識は、認識から事物へと至る

＊13 「認識と生命の間の本質的対立の存在はいとも簡単に認められてしまう」« La pensée et le vivant », *La connaissance de la vie*, p. 9.〔『生命の認識』、五頁〕

＊14 *Ibid.*, p. 11.〔同書、七頁〕

＊15 *Études d'histoire et de philosophie des sciences*, III : *Investigations*, « La nouvelle connaissance de la vie : le concept et la vie » (p. 335 à 365)〔「概念と生命」『科学史・科学哲学研究』三九〇–四二八頁〕

＊16 *Ibid.*, p. 364.「もし生命が概念であるなら、生命が概念であるということを認めるという事実によってわれわれは知性へと接近できるのではないだろうか」〔同書、四二七頁〕

＊17 *Ibid.*, p. 337.〔同書、三九二頁〕

のではなく、事物から認識へと至る。アプリオリはもはや認識する者にあるのではなく、物質的で客体となった、もはや形式的でも主観的でもない認識されるものの中にある。

同じように、概念は、エピステモロジーを生命の根源的実践の側へと移動させる。この実践の意味を理解することは、諸概念の生産の生きた源泉へとさかのぼることである。こうしてカンギレムは、たとえば目的性の概念について、それが「意味についての、そして可能な組織についての概念」であるという理由でしか意味を持たないことを示している（*NP*, 212-213 二六六）。認識論的概念が価値を持つのは、その概念が、そこからその意味すべてを引き出しているような先行する意味を示している場合のみである。概念の意味とは、概念に先立つ意味である。生命の失敗作が証明しているのは、目的性は完全でも完成したものでもないが、しかし「可能な操作的目的性」の概念を無効にするものでもないということである。目的性の概念は、情報や有機体といった生命に内在的である概念から、その意味を引き出している。それゆえに概念のよい使用は、生命への推移的関係という認識論的見解を前提としており、その一方で諸概念の悪い使用は、生命に内在的な諸概念の社会学的混乱として理解される。適応の概念は、目的性の概念とは反対に、「正常なものの社会心理学的定義」に対応している（*NP*, 213 二六七）。この定義は「社会を環境へと不法に同化してしまうような社会の観念を含んでおり」（*NP*, 213 二六七－二六八）、したがって適応の概念は科学的概念であることをやめ、「通俗的概念」になる（*NP*, 214 二六八）。

諸規範の歴史——哲学的エピステモロジーへ向けて

『正常と病理』は科学史の新しい形式を実践している。エピステモロジーに関する多くの参照は驚くべきものであり、その学識にも幻惑させられる。規範と正常なものの問題を把握するために、この問題を考えてきた科学的諸言説の歴史を、なぜ経由しなければならないのだろうか？　このまわり道の存在理由は、カンギレムがエピステモロジーに関して作り上げた考え方の中に見出される。哲学的言説はそれに対して外的な対象についてのものでしかありえない。この対象は、哲学にその存在理由の本質的な異質さを保証している。[*18] この外在性の意義は、医学によって与えられる対象の具体的次元に由来している。こうしてエピステモロジーについての言及は、その正当化をそれ自身の中にではなく、それが明らかにすることに寄与している現実の領域に対して見出している。医学を対象としつつ、エピステモロジーは現実に対する省察として構築される。規範と規範的なものについての省察は、ある種の科学史と社会的あるいは歴史的生産の交差点に構成される。正常なものと病理的なものが新たな意味を獲得するのは、科学的言説の真理の諸規範の内部においてである。正常なものの真理の普遍的カテゴリーは、正常なものの意味を規定してきた科学的諸実践を利するためにここで

＊18　カンギレムは哲学を「それにとってあらゆる異質な題材はよいものであり、それにとってあらゆるよい題材とは異質であるような省察」（NP, 7 九）と定義していることを参考までに指摘しておこう。本書「哲学と規範」の章を参照。

は無効とされている。正常なものについての科学的諸実践に関心を持つことは、一方では真理の抽象的規範から、正常なものの形成の個別的で具体的な諸決定の方へとエピステモロジーの目的を移動させることである。他方ではそれは、それらの諸決定において何が問題であるのかを理解することである。科学史はこうして一つの批判的歴史となる。

(1) まず科学史はパースペクティヴィズムとしての価値を持つ。エピステモロジー的分析の重心は、不確かな起源にあるのではなく、エピステモロジー的叙述の現在にある。「第一の問題への序論」の中でカンギレムは「歴史的パースペクティヴ」について語っている（*NP*, 17二二）。パースペクティヴという用語は、思考の手続きの意味を明確に示している。病理的行動の問題を再び取り上げ、それが思考されてきた方法を理解すること、そしてよき弁証家についてのプラトンの願いにしたがいつつ、言説の諸構造が現実の分節に対応しているかどうかを把握しようと試みること。病理的なものの価値の問題が提起されるのは、省察の現在においてでしかなく、病理的なものの科学的価値の歴史的構成の意味が現れるのは、常にこの現在に関してである（*NP*, 8一一）。エピステモロジーはこうして、科学的諸言表に内的な諸価値の批判的検討として現れる（*NP*, 9一二）。このようにエピステモロジーは、科学的諸価値についての価値判断の形成として自らを考える。

同様に、科学史は、あらゆる時間的トポスからも解放されている。科学史は固有の時間を生み出す。[*19] メンデレーエフの諸元素の分類は、ほかの分野がより緩慢な時間上で活動しているまさにその時に、化学の時間を加速させた。科学の各分野は固有の時間性にしたがって展開する。科学史は各分野に内的な歴史である。ゆえに、全体的な時間について語ることは、二重の間違いを犯すことになる。一方では、科学史はエピステモローグの現在の価値論的パースペクティヴに従属している。[*20]他方では、科学史は固有のずれた時間を生み出す。この時間は、それが把握されるためには、現在に関するエピステモローグの省察をとりわけ前提としている。『正常と病理』における、現在の叙述と医学に固有の時間という、この二重の配置にわれわれは気づく。ある「歴史的パースペクティヴ」の中で問題が理解されるのは、規範と正常なものに関する「ある種の方法論的諸概念の変革」(NP, 8 一〇)についての現在の関心とのかかわりにおいてである。ここでもまた、一九世紀に特有の時間の境界画定が、病理学がその固有の時間を認識するやり方に依存していることが明らかになる。結局のところ、この時間性は、正常そして病理的な諸現象を量的変化の違いに同一視するドグマを出発点として構成されている(NP, 14 一八)。

ここでは、二つの科学史を考えるやり方が、カンギレムによって排除されている。外在主義はさまざまな科学的出来事を経済的利益、技術的実践、宗教的観念に条件づけようとする。内在主義

*19 *Études d'histoire et de philosophie des sciences*, p. 19.〔「科学史の対象」金森修訳『科学史・科学哲学研究』16頁〕「学者たちの伝記がそこに書かれる市民的時間は万人にとって同じである。科学的真理の到来の時間は〔…〕全体的歴史の同じ時代の異なる学問領域に対して異なる流動性あるいは粘性を持っている。」

*20 *Ibid.*, p. 19.〔同書、一六頁〕「知の成果の歴史は時間的記録にすぎない。科学史は価値論的活動に、すなわち真理の探究に関わる。」

は科学理論に内在的な固有の諸規範を提示しようとする。これら二つの歴史の形式は、双方ともに、科学的事実を外的な出来事や理論のために消し去ってしまう点で共通している。二つの場合のどちらでも、科学的事実は、規範生産的な価値論的事実としては理解されていない。反対に、科学史はその科学性それ自体から把握されなければならない。それによって科学の各分野の歴史に対する関心が芽生える。カンギレムの歴史的エピステモロジーは、バシュラールのそれを前提としている。カンギレムは『科学史・科学哲学研究』所収のバシュラールについての論考「ガストン・バシュラールの認識論的業績における科学史」において、そのことを明確に認めている。バシュラールは『近似的認識論』[*21]の第一章で、科学的諸概念の歴史的形成が、どれほどまでに、より簡単なものからより複雑なものへと移動する、単なる蓄積の過程として秩序立てられていないかを示しているる。バシュラールによれば、科学史は次第に増大していく複雑化によって生じる、直線的なものではない。カンギレムが強調するのは、物理学におけるある問題の歴史は、二つの時間を経験しているということである。まず素朴な仮説の時間であり、そこでは現象は諸現象間の類似によって説明される。そして数学的形式化、数式化の時間である。出来事の単なる年表はたいしたことを示さない。なぜならそれは科学に固有の時間については沈黙しているからである。歴史的エピステモロジーの機能は以下の通りである。すなわち、発明や発見の年代順の歴史の背後に、科学的な諸々のパースペクティヴの問題含みの歴史を見出すことである。バシュラールはこう書いている。「その成功のたびに、科学はその歴史のパースペクティヴを修正している。[*22]」これらのパースペクティヴは科学史を考察する角度に応じて変化する。このように、それ自体において一挙に定義されるような諸科学の過去は存在しない。あらゆる過去はエピステモロジーの現在の省察に従属している。

(2) 科学史は、規範的な歴史として考えられている。カンギレムは、哲学的科学史を、歴史学的科学史と科学的科学史から区別している。歴史学的科学史は（記念やアカデミーといった）表面的な見方に立脚した、外的で挿話的な歴史にすぎない。科学的科学史は、科学的努力それ自体の内部において、その起源を所有しようとしている。引き合いに出される論拠は心理学的なものである。科学の共同体の中でいかなる支援も得られない発明者は、一つの父子関係を自らに与えるようなやり方で「先駆者を作り上げる[*23]」。この第二の歴史が頂点に達するのは、先駆者の観念においてである。カンギレムはその無益さを示そうとしている。なぜならこの観念は、結局のところ二つの歴史的に異なる問題構制の間に、共通の時間を打ち立てることに他ならないからである。「先駆者とは、彼自身の時代と、その継承者として人々が彼に割り当てるさまざまな時代という、複数の時代を生きる思想家であろう[*24]。」先駆者の形象は虚構であり、科学史に回顧的連続性を導入するものである。このような概念は、科学史を内的な仕方で切り分けている時間性の断絶とは両立不可能な、共通で

＊21　Bachelard, *Essai sur la connaissance approchée*, Paris, Vrin, 1928.〔『近似的認識試論』及川馥、片山洋之介、豊田彰訳、国文社、一九八二年〕
＊22　*L'activité rationaliste de la physique contemporaine*, Paris, PUF, 1951, p. 17.
＊23　*Études d'histoire et de philosophie des sciences*, p. 11.〔「科学史の対象」『科学史・科学哲学研究』六頁〕

線状の時間を前提としている。[*25]

こうして、哲学的科学史だけが、科学的言説に内在的な諸価値の規範的な歴史としての科学史を書くことができる。ここでいくつかの本質的なことが明らかになる。哲学的エピステモロジーは科学の対象ではなく、科学的言説を扱うものである。[*26] これらの科学的言説は、実際には歴史を逃れている科学の対象とは反対に、それ自体固有の歴史性を持っている。それに加えて、哲学的エピステモロジーは、科学史を、その規範的選択肢から出発して構築する。それが検討するのは、諸分野の名称のもとに包摂される事実ではなく、「操作的あるいは判断に関する規範」を閉じ込めている諸概念である。[*27] 概念はある判断が把握しようとする一つの問題を画定する。哲学的エピステモロジーは、理論ではなく概念の周りに分節化される。ある概念は必ずしも一つの理論の中で発展するわけではなく、理論に先立って存在することもありえる。[*28] 諸概念の歴史と同一視される科学史は、科学的言説に内的な規範的選択肢の歴史になる。こうして『正常と病理』は、正常なものの問題に含まれる諸概念（内的環境、調整、均質性、ホメオスタシス）を標定しつつ、それらの概念に投影されている規範的選択肢を明らかにする。正常なものと病理的なものの同一視という規範的選択肢は、均質性と内的環境の概念に翻訳されている。適応という規範的選択肢は、平均の概念に翻訳されている。この意味において、一つの問題の歴史を書くことは、問題によってもたらされる諸概念の調査を通じて、その問いを条件づけている規範的選択の歴史を書くことである。同じく、科学が興味を引くのは、それが言うことのためだけでなく、それが言うことを拒絶するためでもある。科学の誤謬は、こうして誤った言説の構築として、あるいは科学が真なるものへの対立において排除するものとして理解される。誤りとは、真理によって構築された対立した価値に他ならない。科学史は、それが意味を持つためには、誤りの中に否定的な価値を持つものとして排除された規範的選択肢の歴史を把握せねばならない。

ここでもまたカンギレムは、バシュラールが「認識論的障害」観念とともに作り上げた教訓を守っている。『科学的精神の形成』の第一章が実際に示しているのは、認識論的障害が、科学の外部からではなく、科学的認識の内部からいかにして理解されるべきであるか、ということである。カンギレムは、バシュラールのエピステモロジーについての研究において、そのことを非常に的確

＊24　*Ibid.*, p. 21.〔同書、一八頁〕

＊25　*Ibid.*, p. 21.〔同書、一七頁〕「もし先駆者が存在していたとしたら、科学史はあらゆる意味を失っていただろう。なぜなら科学それ自体は見かけ上しか歴史的次元を持っていないからである。」

＊26　*Ibid.*, p. 17.〔同書、一八頁〕「科学史とは、科学とは批判的言説であるという事実を理論として提示する明確な意識化である。」

＊27　*Ibid.*, p. 9.〔同書、三頁〕

＊28　ドミニク・ルクールは、概念の出現と問題の形成の諸条件に関して、このことを強調している。理論は、概念と問題との関連では、「その中でそれらが機能する」ものであるが、後になってからしか現れない。cf. *Pour une critique de l'épistémologie*, Paris, François Maspero, 1972, p. 79.

に指摘している。誤謬の根源は科学それ自体の中にしか探し求められない。[*29] エピステモロジーはこうして科学史と分かたれる。エピステモロジーは、科学的出来事を確認したり、科学的諸観念を中立性を持って考察したりするのではなく、それらの出来事、観念がいかにして規範的諸選択から生まれているかを示す。このように、エピステモロジーは、科学に内的な諸規範を判断する能力である。以下のように書くバシュラールをカンギレムは引用している。「歴史は、その原則において、実のところあらゆる規範的判断に対して敵対的である。とはいえ、もしある思想の有効性を判断することを望むなら、むろん一つの規範的視点に位置を占めねばならない。[*30]」科学史がエピステモロジーとしての意味を持つためには、解釈を行うエピステモロジーの諸判断に従属した規範創造的な歴史でしかありえない。エピステモローグは、問題の有効性にしたがって、科学的史料の歴史的多様性を秩序立てる。カンギレムはまさに、バシュラールによって開かれたこの方針を受け継いでいる。エピステモロジーによって作られる規範的科学史のみが哲学的意味を持つ。バシュラールについてカンギレムが述べることは、そのまま彼自身にも当てはまる。「もし科学史がある概説の諸版の異同を調査するということならば、バシュラールは科学史家ではない。もし科学史が、困難で、障害に遭遇し、何度も試みられ、修正されるような知の構築を知覚可能にし、同時に理解可能にするのであれば、バシュラールのエピステモロジーは常に現実態にある科学史である。そこから、彼が誤謬や恐怖、混乱に対して向けた興味が生じている…[*31]」。叙述的歴史は、起源から始まり、現在へと向かうが、その一方、エピステモロジー的歴史は、現在の問題から出発し、問題の歴史へと向かう。同じく、カンギレムにとっての誤謬とバシュラールにとっての認識論的障害は、規範的エピステモロジーによって明らかにされた諸問題の内部で再考されなければならない。

(3) 科学史は、イデオロギー的堆積作用によって検討される、開かれた歴史である。エピステモロジーは、科学と非科学の結びつきを明らかにしようとする。この結びつきを、カンギレムは、イデオロギーあるいは政治的、社会的実践と同一視する。[*32] 科学的イデオロギーが実際に示しているのは、科学は一挙に構成されるものではなく、それとは反対に、それをいかなる時でも非科学へと追いやるような知的展開を含んでいる、ということである。非科学は、自称科学のイデオロギーへの落下を示すものである。というのも、自称科学の場所は、その科学性の証拠を与えてくれた科学によって占められていたからである。ゆえに科学的イデオロギーは、カンギレムによって、反科学というよりはむしろ非科学として定義されている。[*33] 非科学は科学と対立するのではなく、反対に科学

＊29 « L'histoire des sciences dans l'oeuvre épistémologique de Gaston Bachelard », *Études d'histoire et de philosophie des sciences*, p. 176.〔「ガストン・バシュラールのエピステモロジーにおける科学史」古賀祥二郎訳『科学史・科学哲学研究』二〇八頁〕

＊30 *Ibid.*, p. 178.〔同書二〇八−二〇九頁〕バシュラールの引用は *La formation de l'esprit scientifique*, Vrin, p. 17.〔『科学的精神の形成』及川馥訳、平凡社、二〇一二年、三〇頁〕

＊31 *Ibid.*, p. 178.〔『科学史・科学哲学研究』二〇九頁〕

＊32 *Études d'histoire et de philosophie des sciences*, p. 18.〔「科学史の対象」『科学史・科学哲学研究』一五頁〕

性を要求する。この要求は、科学がこの疑似科学の場所を占拠するに至るときに無効とされる。科学はまた、決して成就することのない合理化の試みの評価としても形成される。このような試みは、常に「知的冒険のある種の先行性」[*34]のパースペクティヴにおいて作り上げられ、科学よりはイデオロギーへと行き着くかもしれない。エピステモロジーは、科学の前科学的な作業を考慮に入れることによって、科学の内的な諸価値の対立を強調するという役割を持っている。真理の諸価値が現れるのは、それ自体が歴史を持っている価値の異なる諸形式を拒絶する努力においてである。科学的諸価値は、非科学的、そしてまさしくイデオロギー的な諸価値を排除する。哲学的エピステモロジーは、科学的諸規範によって拒絶された、これらの規範創造的諸価値に興味を持たないではいられない。なぜならその対象は、科学的事実であるというよりも、この事実を条件づけている価値だからである。ここでもまた、『正常と病理』は、イデオロギー的諸価値に対するこの関心を明確に描き出している。カンギレムがたゆまず示そうとするのは、正常なものと病理的なものの同一視という科学的ドグマが、科学をイデオロギー的に規定してしまう、政治的あるいは社会的なドグマと結びついていることである。科学が非科学に対峙しているからこそ、病理学は規範性の肯定として、あるいは規範性の不在として規定されることができた。非科学のこの効力に対して関心を持つことによって明らかになるのは、ある種の強制力であり、経験の否認である。

＊33 *Idéologie et rationalité*, « Qu'est-ce qu'une idéologie scientifique ? », Vrin, 1977, p. 39.〔「科学的イデオロギーとは何か」『生命科学の歴史——イデオロギーと合理性』、三九頁〕

＊34 *Ibid.*, p. 38.〔同書、三八頁〕

結論

『正常と病理』は、エピステモロジーと同時に、病気の危険にさらされた生体についての独特の分析を提案している。これ以降のテクストで磨き上げられる、エピステモロジー的論理学の執筆に含まれる形式的方法論はまだ明らかにされてはいない。『正常と病理』においては、方法論的約束事は、哲学、生命、社会的なもの、そして生物学の領域において働いている規範創造的諸形式の分析の中で把握される場合にのみ意味を持つ。このことは、欠落として現れているのではなく、むしろ規範創造性という言葉がその中に要約している、完全な活動性の哲学のしるしであるように思われる。規範創造性は生命の個別化の経験として現れる。生命は環境に結びついた諸機能の中で自らを発見する。環境の所有こそが個別化の活動性を生み出す。この活動性は社会的かつ生命的という二重のものである。『正常と病理』は一九四三年の「試論」の中で、社会的なものが生命的なものに根づいているという形式のもとで、社会的活動性を生命的活動性への参照において理解することを提案している。一九六六年の「新たな省察」はむしろ、もはや単に生命的ではない社会的規範創造性を提示しつつ、根源的な社会的活動性を明らかにしようとしている。まさにこの変化において、規範の観念に関する概念的明確化が働いている。規範はもはや生命に根差した領域において考えられるのではなく、生命のあらたな「歩調」の生産の領域において思考される。

『正常と病理』において歴史的分析が行われている実証主義者たちの言説は、規範性という一枚岩の側面において理解することによって、個体の規範創造性を消し去ってしまった。批判的エピステモロジーの機能は、必然的に縮減的なこうした科学史のアポリアを出現させることにあり、それがいかにして、問題化されていない諸規範から生じているかを示すことにある。誤謬の可能性にささげられた科学史は、ある生命の哲学から生まれる。なぜなら生体は決してその場所を持たず、常に満足していないために、科学史の主体として、そして自分自身の生命の主体として自らを把握しようとするからである。こうしておそらくわれわれは、以下の言葉を理解することができるだろう。「ゆえに主体性とは不満足にほかならない。しかしおそらく生命それ自体である。現代の生物学は、読み方によっては、生命の哲学である。」[*1]

*1 *Études d'histoire et de philosophie des sciences*, p. 364.〔「概念と生命」『科学史・科学哲学研究』四二八頁〕

訳者解説

坂本尚志

1 著者ギヨーム・ルブランと本書について

本書はGuillaume Le Blanc, *Canguilhem et les normes*, PUF, 1998の全訳である。底本には二〇一〇年刊行の第二版第二刷を使用した。

一九六六年生まれのギヨーム・ルブランは、フランスのエリート養成機関の一つである高等師範学校で学び、一九九九年にジョルジュ・カンギレムにおける規範の問題を論じた論文「生命的なものと社会的なもの――諸規範の歴史 *Le vital et le social. L'histoire des normes*」によってパリ第一〇大学で哲学博士号を取得した。一九九九年九月よりボルドー第三大学（現ボルドー・モンテーニュ大学）哲学科の准教授となり、二〇〇五年一月には、博士論文の指導教員になるために必須の資格である研究指導資格（HDR）を「生命と諸規範」というテーマによって取得した。同年九月には教授に昇進した。二〇一五年九月よりパリ東クレテイユ大学教授、そして二〇一八年九月よりパリ・ディドロ大学（現パリ・シテ大学）教授として、活発な研究活動を行っている。専門分野は現代フランス哲学ならびにエピステモロジー、政治・社会哲学である。ラジオ放送への出演、新聞への寄稿や子供向けの哲学書の出版など、研究成果の発信にも積極的に取り組んでいる。子供向けの哲学書である『生計を立てることは人生を台無しにすること？ Gagner sa vie, est-ce la perdre ?』は、『働くってどんなこと？ 人はなぜ仕事をするの？』との邦題で二〇一七年に岩崎書店より刊行されている。哲学研究と並行して小説の執筆も行っており、これまでに『心のリスボン *Lisbonne au coeur*』（2000）、『ホームレス *Sans domicile fixe*』（2004）の二冊を出版している。

ルブランの研究の出発点は、博士論文のテーマともなったカンギレムの思想である。フランス独自の科学史・科学哲学の伝統であるエピステモロジー（科学認識論）を代表する思想家であるカンギレムの影響は、科学史・科学哲学という狭い領域にとどまらない。アルチュセール、フーコー、ドゥルーズ、ブルデューをはじめとする一九六〇年代以降のフランス思想の発展には、カンギレムの直接、間接の教え子がさまざまに関わっている。

ルブランの修士論文はこのカンギレムの主著『正常と病理』の詳細な読解であった。この論文は当時存命だったカンギレムの目にもとまり、ルブランは講義ノートなどの未公刊資料の閲覧を許され、それをもとにして最初の著作である本書、『カンギレムと規範 *Canguilhem et les normes*』（1998）を書きあげている。博士論文とそれをもとにした著作『人間の生――ジョルジュ・カンギレムにおける人間学と生物学 *La vie humaine. Anthropologie et biologie chez Georges Canguilhem*』（PUF, 2002. 二〇一〇年に『カンギレムと人間の生』と改題され再版）は、このカンギレム研究の延長線上にあり、規範の人間学的考察を、生命と社会の結節点に位置付けることを目指している。ルブランはまた、『正常と病理』読解をテーマにした共著『カンギレム読解 *Lectures de Canguilhem*』（ENS Editions, 2000）を編者として出版している。

カンギレムとならび、ルブランの思想の方向性を決定づけたもう一人の思想家がミシェル・フーコーである。フーコー自身もカンギレムから規範の問題を受け継ぎ、特に七〇年代以降の自身の思想の中で考察を深めた。ルブランはフーコーとカントの関係について「フーコーによる近代性の争い *Le conflit des modernités selon Foucault*」と題された文章を、一九九三年に『マガジーヌ・リテレール』に寄稿している。これはルブランにとって最初の公刊された文章であり、その思想的出発点の一つである。*1

カンギレムとフーコーという二人の「師」によって導かれたルブランの関心は、カンギレムのように科学的認識の歴史と哲学的構造を探求するのではなく、むしろカンギレムが切り開き、フーコーが発展させた規範の哲学的・歴史的考察というテーマを、社会哲学、政治哲学あるいは倫理学といった領域において展開する方向へと向かった。そのような関心は『正常な人間の病 *Les maladies de l'homme normal*』（2004）、『人間諸科学の精神 *L'esprit des sciences humaines*』（2005）、『フーコー思想 *La pensée Foucault*』（2006）などの著作においてより明確に現れている。

これらの著作に共通しているのは、哲学史、思想史的なコンテクストに則った分析を行いつつも、哲学的考察がいかなる意味で今日的意義を持ちうるのかを問いかける態度である。このような哲学的姿勢によって、ルブランは社会の周縁における不安定な生の考察という課題に取り組むこととなった。その結果として生まれたのが、ホームレス、移民、失業者などの社会的弱者などの生がはらむ脆弱さを、社会哲学の問題として、規範に関する哲学的考察を出発点として描き出そうとするいくつかの試みであった。『通常の生、不安定な生　*Vies ordinaires, vies précaires*』（2007）、『社会的不可視性　*L'invisibilité sociale*』（2009）、『内部で、外部で――外国人の条件　*Dedans, dehors. La conditions d'étranger*』（2010）、『われわれの脆弱さに対して何をすべきか　*Que faire de notre vulnérabilité?*』（2011）、パートナーであるファビエンヌ・ブルジェールとの共著『歓待の終わり――ヨーロッパは安住の地か？　*La fin de l'hospitalité. L'Europe, terre d'asile?*』（2018）、『小さな生の反乱　*L'insurrection des vies minuscules*』（2020）などの著作はその成果の一端である。

とはいえ、これらの著作において目指されているのは、現代社会の状況に対する直接的な批評や提言ではない。ルブランはあくまでも哲学者の視点から社会を見渡し、そこに生じる問題に対して、いわば「現在の診断者」として、哲学がいかなる関係を持ちうるのか、いかなる新たな思考の可能性を提供できるのかを追求しようとしている。付け加えておくと、ルブランはマラソンランナーでもあり、三時間を切るタイムを記録したこともあるとのことである。走るという行為を哲学的に省察したエッセイ『走る――形而下的省察　*Courir. Méditations physiques*』（2012）は、「走る哲学者」としてのルブランの異なる一面を見せるものでもある。

＊1　Guillaume Le Blanc, « Le conflit des modernités selon Foucault », *Magazine littéraire*, avril 1993, p. 56-60.

2　カンギレム『正常と病理』と本書

本書は、カンギレムの『正常と病理』の読解の試みである。その重要性を理解するために、今一度『正常と病理』の位置づけについて確認しておこう。

第一部「正常なものと病理的なものに関するいくつかの試論」（1943）と第二部「正常なものと病理的なものに関する新たな省察」（1966）から成る『正常と病理』は、二三年を隔てたカンギレムの思想の変化を示しているとともに、正常と病理の問題にカンギレムが一貫した関心を持ち続けていたことも表している。

生命における規範創造性を扱った第一部と、社会における規範化を出発点として生命における規範を再考する第二部は、規範に対する二つのアプローチをそれぞれ示している。前者が規範を作る固有の力として生命を分析する一方で、後者は社会における規範と生命の規範の差異の問題を扱っている。生命、とりわけ人間の生は社会の中で規範化されていくものの、それは単なる規範への従属ではない。それどころか、生命の規範創造性に根差した人間の創意は、技術によってその環境を変え、新たな規範を作り出すことによって、生命の規範創造性を人間的なものとして解釈する可能性を開く。

さらに、第二部の最後の章「病理学における新たな概念――誤謬」では、誤謬をおかす存在として生命をとらえ、生命の誤謬と思考の誤謬を同一の線上において理解するというカンギレムの立場が表明されている。それは知の起源を情報としての生命に見出すという「概念と生命」(1966)において示された主張を反復するものであり、ここにカンギレム流の生気論的エピステモロジーと呼びうる独創的な立ち位置を見出すことができる。[*2]『正常と病理』はその意味では、規範に関する哲学的・歴史的考察であるだけでなく、生気論的な知識の哲学のマニフェストでもあった。

『正常と病理』が出版された一九六六年はまた、ラカン『エクリ』、フーコー『言葉と物』が刊行された年でもある。当時は構造主義というレッテルで括られたこれらの著作に比べると、カンギレムの『正常と病理』はいささか地味であったのかもしれない。しかし、フーコーが『正常と病理』英語版への序文(1978)で述懐したように、カンギレムの影響力は、著作を通してのみならず、教師としての多くの知識人、そして知識人予備軍としての若者に接することによっても及んでいた。[*3]

その顕著な例が、高等師範学校の生徒たちによって結成されたエピステモロジーサークルである。アルチュセールのもとで学び、ラカンの精神分析の影響を強く受けた彼らの機関誌『分析手帖』の巻頭には、毎号カンギレムの論文「ガストン・バシュラールにおける弁証法と否定の哲学」の一節が引用されていた。[*4] のちにラカンの後継者となるジャック=アラン・ミレールをはじめとするサー

---

*2 カンギレム「概念と生命」松浦俊輔訳『科学史・科学哲学研究』三九〇-四二八頁

*3 フーコー「生命——経験と科学」廣瀬浩司訳『ミシェル・フーコー思考集成X 1984-88 倫理 道徳 啓蒙』筑摩書房、二〇〇二年、二八九-三〇五頁

クルのメンバーは、「学知の言説の歴史と理論」としてのエピステモロジーを土台として、数学と精神分析に代表される「主体なき言説」の分析を行うこと、そしてそれによって弁証法的唯物論の発展に寄与することを目指していた。カンギレムはエピステモロジーサークルの活動を直接的に支援していたようである。『分析手帖』は六八年五月の衝撃でその活動を休止したとはいえ、七〇年代以降のフランス思想の担い手を育てる場となっていた。エピステモロジーサークルの結成もまた、『正常と病理』新版刊行と同じく一九六六年である。この年はカンギレムの思想だけでなく、フランス思想の新たな変化の始まった年であったと言えるのかもしれない。[*5]

ところで、フーコーのカンギレム論は、後進に対するカンギレムの影響を強調するとともに、エピステモロジー自体がカント以来の理性批判の系譜にどのように接続するかという問いを扱っているという意味で非常に示唆に富んでいる。しかしその一方で、当時の資料的制約や英語圏の読者を対象とした文章であることもあり、カンギレム個人の思想形成についてはそこまで詳細に論じられていない。「若きカンギレム」の姿は、平和主義のノルマリアン、哲学教師、レジスタンスといった側面から点描されるにすぎなかった。

このような『正常と病理』理解は、二一世紀に入って急速に変化しつつある。二〇一一年に刊行が開始された『カンギレム全集』は、これまで断片的にしか知られていなかったカンギレムの思想の全体像を提示する試みであり、カンギレムの思想を時系列あるいはテーマ別に跡づけることを可能にした。

全六巻のうち、本稿執筆時点では五巻（一、二、三、四、五巻）が刊行されているが、特にこれまであまり参照されてこなかった若き日の著述や、講義録、講演などさまざまなジャンルのテクストが、時系列を尊重しつつ配列されている。

二〇〇三年以来、科学哲学・科学史・科学出版アーカイヴ・センター（Centre d'Archives en Philosophie, Histoire et Édition des Sciences, CAPHÉS）において、研究者がカンギレムの未公刊草稿を閲覧することは可能だった。しかしながら、『全集』の刊行は、カンギレムのコーパスへのアクセスを飛躍的に向上させた。編者の入念な校訂作業によって、これまで主著によって知られてきたカンギレムの思想が、どれほど多様な思考の実践の結果であったかが明らかになったのである。『正常と病理』もまた、この成果との関連において読み直されるべきであろう。

以下では、『カンギレムと規範』以後のカンギレム研究について、フランス語圏と英語圏の動向、そして日本での状況を簡単にまとめておきたい。

＊4　「ガストン・バシュラールにおける弁証法と否定の哲学」金森修訳『科学史・科学哲学研究』、二二九－二四〇頁

＊5　エピステモロジーサークルの活動、ならびにそれを取り巻く思想的、政治的状況については以下の拙稿を参照のこと。坂本尚志「カンギレムとヘーゲル——概念の哲学としての生命の哲学」『主体の論理・概念の倫理——二〇世紀フランスのエピステモロジーとスピノザ主義』上野修、米虫正巳、近藤和敬編、以文社、二〇一七年、三一九－三四二頁、坂本尚志「『分析手帖』と『マルクス＝レーニン主義手帖』——一九六〇年代フランスにおける学知、革命、文学」『フランス語フランス文学研究』一一五号、二〇一九年、二五五－二六九頁。

3 カンギレム研究の現在――フランス

いうまでもなくフランスはカンギレム研究の「本場」である。『全集』の刊行に際しての校訂作業ならびに詳細な解題は、カンギレムの思想の全体像をきわめて高い解像度でわれわれに示してくれる。全集全体への序文として書かれたジャック・ブーヴレスの文章は、師カンギレムへのオマージュであると同時に、ブーヴレスとカンギレムの思想的関係を明らかにする貴重な資料でもある。[*6]

全集の編集委員であるブーヴレス（一九四〇年生）、ブラウンシュタイン（一九五三年生）、ドブリュ（一九四四年生）、ファゴ＝ラルジョ（一九三八年生）、リモージュ（一九四二年生）、シュヴァルツ（一九四二年生）たちは、博士論文の指導教授（ドブリュ、リモージュ）として、ソルボンヌの後継者（ファゴ＝ラルジョ）として、あるいは博士論文出版に際しての序文の執筆者（シュヴァルツ）としてなど、カンギレムの謦咳に接した世代である。彼らの世代をカンギレム研究の第一世代とするなら、彼らを含む、カンギレムと交流を持っていた研究者たちが育てた次の世代の人々が第二世代ということになるだろう。ちなみにルブランの指導教授はヒュームの専門家であったディディエ・ドゥルール（一九四一年生）であり、ルブランは第二世代ということになる。現在は第三世代の研究者が活躍を始めている時期ということになるだろう。

カンギレムに関する著作、論集は多い。すべてを網羅できてはいないものの、代表的なものをいくつか刊行年順に挙げておこう。

一九九〇年一二月に開催されたシンポジウムの報告集である『ジョルジュ・カンギレム——科学の哲学者、歴史家』（1993）は、一九九〇年一二月にパリで開催された同名のシンポジウムをもとにした論集である。[*7] カンギレムのテクスト「脳と思考」が冒頭に置かれ、哲学、医学、進化、歴史、生理学という五つの領域に分けられた二四本の論考が続いて掲載されている。

一九九七年には、フランソワ・ダゴニェが『ジョルジュ・カンギレム、生命の哲学者』を出版している。[*8] 二〇〇頁ほどの小著でダゴニェは、師カンギレムの思想を、その発展の時系列を尊重しつつ分析している。一九四三年の『正常と病理』第一部を出発点とし、『生命の認識』（1952）、『反射概念の形成』（1955）、『正常と病理』第二部（1966）、『科学史・科学哲学研究』（1968）、『イデオロギーと合理性』（1977）に至るカンギレムの足跡を、バシュラールとフーコーという二つの極の間に位置づけつつ理解している。カンギレムの死後、その思想を振り返る最初の試みであると言えるだろう。

---

*6　Jacques Bouvresse, « Préface aux Œuvres complètes de Georges Canguilhem », G. Canguilhem, *Œuvres*, I, p. 7-66.
*7　*Georges Canguilhem. Philosophe, historien des sciences*, Paris, Albin Michel, 1993.
*8　François Dagognet, *Georges Canguilhem, philosophe de la vie*, Paris, Les Empêcheurs de penser en rond, 1997.

『カンギレムの現在性――正常と病理 *Actualité de Georges Canguilhem Le Normal et le pathologique*』（1998）は、『正常と病理』第一部刊行五〇周年にあたる一九九三年に開催された、精神医学史・精神分析史国際協会のシンポジウムをもとにした論集であり、巻末には一九九五年六月に行われたカンギレムのインタビューが収録されている。[*9]

二〇〇三年にはドブリュが『ジョルジュ・カンギレム、科学と非科学』と題された一〇〇頁ほどの小著を刊行している。[*10] 師カンギレムへの追悼の意を表するために著された本書は、カンギレムへの追悼文に続き、彼の思想を三つの論点から考察している。すなわち、病理的なものの合理性、ゴルトシュタインとの関係、科学と非科学の関係という三つである。補論としてカンギレムの「諸科学の歴史」とそれに関連するテーマが扱われ、カンギレムの人物と思想への入門としてもすぐれた著作となっている。

ブラウンシュタインが編者である『カンギレム――科学史と生命の政治学』（2007）においては、『全集』の編集作業が進んでいた状況下において、主に哲学と政治という二つの視点から、ルクール、ダゴニェ、ハッキングたちのそれを含む七本の論考が掲載され、新たなカンギレム像を提示する試みが行われている。[*11]

六〇年代後半にカンギレムのもとでバシュラールに関する修士論文を執筆し、一九七二年にバシュラール、カンギレム、フーコーをエピステモロジーの系譜に位置づける著作を刊行したドミニク・ルクールは、クセジュの一冊として『ジョルジュ・カンギレム』を二〇〇八年に出版している。[*12]

単なる入門書にとどまらず、カンギレムの生涯、その思想の注釈ならびに哲学史的位置づけの検討、そして教育者としての側面などに、多様な資料を駆使して迫っている。巻末の「カンギレム先生との思い出を少しばかり」は、ルクールの個人的な回想であり、カンギレムがその人となりを通して及ぼした影響についてもうかがい知ることができる。

二〇〇八年には、ルクールの著書以外にも二冊の論集が刊行されている。一冊はカンギレム生誕一〇〇周年を記念して二〇〇五年六月にコレージュ・ド・フランスと高等師範学校が共催したシンポジウムの参加者が寄稿した論集『哲学と医学―ジョルジュ・カンギレムへのオマージュ』である。[*13] ファゴ＝ラルジョ、ドブリュ、高等師範学校の生物学史家ミシェル・モランジュが監修し、カンギレムに関する博士論文をファゴ＝ラルジョの指導のもと提出したハン・ヒジンが編集を行ったこの

＊9　*Actualité de Georges Canguilhem. Le Normal et le pathologique*, éds. par François Bing, Jean-François Braunstein et Elisabeth Roudinesco, Le Plessis-Robinson, Institut Synthélabo, 1998.

＊10　Calude Debru, *Georges Canguilhem, science et non-science*, Paris, Éditions rue d. Ulm, 2003.

＊11　*Canguilhem. Histoire des sciences et politique du vivant*, éd. par Jean-François Braunstein, Paris, PUF, 2007.

＊12　Dominique Lecourt, *Pour une critique de l'épistémologie*, Paris, Maspéro, 1972. Georges Canguilhem, Paris, PUF, 2008.（『カンギレム――生を問う哲学者の全貌』沢崎壮宏、竹中利彦、三宅岳史訳、白水社、二〇一一年）

＊13　*Philosophie et médecine. En hommage à Georges Canguilhem*, dirs., par Anne Fagot-Largeault, Claude Debru et Michel Morange, éd., par Hee-Jin Han, Paris, Vrin, 2008.

論集は、「着想」「生理学」「医学」という三つのパートに一二本の論考が掲載されている。さらに、論集の末尾には『正常と病理』韓国語版訳者であるヨ・インソクのコメントが付されている。それぞれ力点は異なるものの、カンギレムの思想を哲学史あるいは生物学史、医学史の中に位置づけつつその現代的意義を明らかにすることを各論考が試みている。直接の弟子たちが多く関わった、いわばカンギレム直系の人々の手になる論集である。

もう一冊はブリュッセル自由大学のピエール・ダレが中心となって編まれた論集『理性の裏側――カンギレムのそばで』である。[*14] ブリュッセル自由大学の哲学・道徳科学研究所年報の一冊として刊行されたこの論集は、カンギレムをフーコー『狂気の歴史』の先駆者として位置づけ、狂気と理性の関係を正常と病理のそれと接近させつつ考察することを目指している。九編の論考のうち、『哲学と医学』と重複する執筆者はハン・ヒジンのみであり、カンギレムの思想が異なる視点から分析されていると言えるだろう。ギヨーム・ルブランも「野生の人間、原始人、愚か者」と題した論考を寄せている。[*15]

二〇〇九年に刊行されたピエール・マシュレの著作『カンギレムからフーコーへ――規範の力』は、一九六四年から一九九八年までに発表された五本の論考をまとめたものである。[*16] カンギレムとフーコーにおける規範の問題が、ある時はスピノザとの関係で、またある時は、カンギレムとフーコーの間の相互関係を考察することによって、さまざまに追究されている。現代フランス思想の重要な担い手の一人であるマシュレによる、師カンギレムの思想の三〇年以上にわたる読解の軌跡は、カンギレムが後進の世代に与えた大きな影響を浮き彫りにするものである。

ルクール、マシュレのような「大御所」はさておき、次代の中核を担う若手のカンギレム研究者の動向についてはどうだろうか。フランスの大学で審査された、あるいは登録中の博士論文を検索できるウェブサイト theses.fr によれば、カンギレムがタイトルに入った博士論文は、データベースで確認できるもっとも古い一九九一年のものから、これまでに一〇篇が提出され、博士号を授与されている（うち二篇がイタリア語、一篇がドイツ語で執筆された、フランス国外の大学との共同博士課程の成果である）。また、九篇の博士論文が準備中である。準備中の博士論文すべてが提出に至るわけではないにしろ、カンギレムに関する博士論文が、これまでの三〇年で一〇篇にとどまっていたことを考えると、カンギレムを博士論文のテーマに選ぶ学生が現在九人いるということは、若手研究者の層の厚みが漸増していることを示しているのではないだろうか。

こうした若手研究者の中の一人、グザヴィエ・ロートは、二〇一〇年に提出された博士論文「ジョルジュ・カンギレムと活動のフランス学派――判断することと行動すること 1926-1936 *Georges Canguilhem et l'école française de l'activité : juger, agir 1926-1939*」で学位を取得している。タ

＊14 *L'envers de la raison. Alentours de Canguilhem*, éd., par Pierre. F. Daled, Paris, Vrin, 2008.

＊15 Guillaume le Blanc, « L, homme sauvage, le primitif, l'idiot », *op. cit.*, p. 17-34.

＊16 *De Canguilhem à Foucault. La force des normes*, Paris, La Fabrique, 2008.

イトルが示すように『正常と病理』第一部刊行以前のカンギレムの思想を対象とするこの論文は、二〇一三年に『カンギレムと経験の統一性──判断することと行動すること 1926-1939 *Georges Canguilhem et l'unité de l'expérience Juger et agir 1926-1939*』として出版され、二〇一六年には田中祐理子による邦訳が法政大学出版局より刊行されている。彼はまた、『全集』第一巻の編集委員として、カンギレムとカミーユ・ブラネの共著『論理・道徳概論』(1939)の編集を担当している。

二〇一〇年にはエロディー・ジルーの著書『カンギレムの後で──健康と病気を定義する』が刊行されている。[*17] ジルーは二〇〇六年に博士論文「リスクファクターのエピステモロジー──病気の新たなアプローチの生成」によって博士号を取得している。本書は博士論文の議論に基づき、カンギレムが『正常と病理』第一部(1943)で展開した思想が、アングロサクソン諸国における医学の哲学においてどのように発展し、深化したのかを、クリストファー・ブールス、レナート・ノルデンフェルトを例にとりつつ考察している。

二〇一五年に博士論文「その教育(1929-1971)から見るジョルジュ・カンギレムの哲学:行為の概念の検討」によって博士号を取得したエミリアーノ・スファラもまた、新たな資料群を駆使した若手研究者の一人である。博士論文を改稿した著作『新たなジョルジュ・カンギレム──行為の哲学についての試論』においてスファラは、長らく未公刊であった講義資料に基づきつつ、カンギレムの思想を行為の哲学として再構成しようと試みている。[*18]

二〇二二年には、『カンギレム全集』の編集にも携わったノースカロライナ大学チャペルヒル校のミケーレ・カメッリの著書『哲学者カンギレム――主体と誤謬』が刊行された。本書でカメッリは、『全集』所収のテクストや未公刊資料を駆使し、アラン、サルトル、デカルト、ニーチェ、ハイデガーといった哲学者の思想との関連において、カンギレムの哲学を読み解くことを試みている。

こうした研究の潮流は『全集』によってカンギレムのこれまで知られていなかった側面が明らかになるにつれて、より一層加速していくように思われる。二〇一一年には『全集』第一巻の発刊に際した記念シンポジウム「新たなカンギレム?」が、ブラウンシュタインの主催により開催されている。二〇一二年にパリ第八大学で行われたシンポジウムを基にした論集『カンギレムの形成――哲学的戦間期』においては、「若きカンギレム」の姿が多角的に考察されている。[*19]

4 カンギレム研究の現在――英語圏での受容

カンギレムの主著のうち英訳されているものは、『正常と病理』(1978)、『イデオロギーと合理

*17 Elodie Giroux, *Après Canguilhem. Définir la santé et la maladie*, Paris, PUF, 2010.
*18 Emiliano Sfara, *Georges Canguilhem inédit. Essai sur une philosophie de l'action*, Paris, Harmatan, 2018.
*19 *La formation de Georges Canguilhem. Un entre-deux-guerres philosophique*, éds. par Louis Ferté, Aurore Jacquard et Patrice Vermeren, Paris, Hermann, 2013.

性』（1988）、『生命の認識』（2008）、『医学に関する著述』（2011）の四冊である。『反射概念の形成』についてはまだ翻訳がなく、『科学史・科学哲学研究』についてもその中の一編の論文「生物学的発見におけるアナロジーとモデルの役割」が一九六三年という早い時期に翻訳されているにすぎない。その意味では、英語圏におけるカンギレムはいまだ知られざる部分の多い著者であると言えるだろう。

英語圏でのカンギレム受容において重要な役割を果たしたのが、カンギレムのもとで博士号を取得し、『全集』編集委員でもあり、ケベックを拠点として活躍したカミーユ・リモージュである。リモージュは、一九九四年に刊行された（二〇〇〇年再刊）フランソワ・ドラポルトの編集によるカンギレムの選文集『生命の合理主義者』の巻末に付された文献目録を作成している。[*20] 七〇頁にわたるこの目録は、カンギレムの著作リストとカンギレムに関する二次文献のリストから成っている。書誌情報のみならず、カンギレムの伝記的情報もふんだんに盛り込まれており、それ自体が一つの作品となっている。一九四三年以前のテクストについては、他の文献目録にも記載されていないテクストが多く収録されており、こうした調査が『全集』の編纂においても重要な役割を果たしたことは想像に難くない。

『全集』刊行以後の英語圏におけるカンギレム研究の成果として、二〇一九年に刊行された二冊の単著がまず挙げられるだろう。英ウォーリック大学のスチュアート・エルデンによる『カンギレム』と米フィラデルフィア大学のサミュエル・タルコットによる『ジョルジュ・カンギレムと誤謬の問題』である。[21]

エルデンの著作はカンギレムの思想全体の概説であり、そしてタルコットのそれは誤謬という概念に焦点を当てつつ、カンギレムの思想をフランス・エピステモロジーの潮流において理解しようとするモノグラフである。両者の目的は異なるものの、双方ともに『全集』第一巻（2011）、第三巻（2015）ならびにCAPHÉS所蔵資料を駆使しつつ、カンギレムの思想の新たな全体像を示している。

二〇二〇年には、カナダのラヴァル大学のピエール＝オリヴィエ・メトが編集した論集『生命の諸規範——二一世紀におけるカンギレム『正常と病理』』が刊行された。[22] 二〇一七年にローザンヌで行われたワークショップを元にして編纂されたこの論集は、『全集』所収のテクストやCAPHÉS収蔵の未公刊資料を駆使して、『正常と病理』を多角的に研究し、新たな理解を提示することを目指している。具体的には、執筆の歴史的、哲学的背景を論じた第一部、生命科学や社会科学における生命力、規範創造性、調整といった概念の視点から『正常と病理』とカンギレム思想を論じた第

＊20　Camille Limoges, "Critical Bibliography", in *A Vital Rationalist. Selected writings from Georges Canguilhem*. Edited by François Delaporte, New York, Zone books, 2000, pp. 385-454.

＊21　Stuart Elden, *Canguilhem*, Cambridge, Polity Press, 2019. Samuel Talcott, *Geroges Canguilhem and the problem of error*, London, Palgrave Macmillan, 2019.

＊22　*Vital Norms : Canguilhem's The Normal and the Pathological in the Twenty-first Century*, éd., par Pierre-Olivier Méthot, Paris, Hermann, 2020.

二部、生物医学の時代としての二一世紀における『正常と病理』の意義を論じた第三部に、合わせて一二本の論考が掲載されている。

タルコットとエルデンの著作と並び、『全集』刊行以降、英語圏でのカンギレム研究が新たな段階に入ったことをうかがわせる論集であると言えるだろう。

5 カンギレム研究の現在——日本

日本におけるカンギレム研究の受容史の総体を扱うことは本稿の目的を超えているものの、簡潔に振り返っておくことは必要だろう。

奥村大介によれば、一九六八年に中川米造によってカンギレムが紹介されたのが日本における受容の嚆矢であり、一九七五年には澤瀉久敬『フランスの哲学』における言及がなされている[*23]。それから一九八七年に滝沢武久による『正常と病理』邦訳が刊行されるまでの間には、本田英太郎、谷川多佳子の論文がカンギレムをテーマとして扱っている[*24]。

日本におけるカンギレム研究は、一九九〇年代以降の金森修の仕事によって牽引されていた。金森は初期カンギレムに関する論考を著すとともに、『反射概念の形成』『科学史・科学哲学研究』というカンギレムの主著を、訳者あるいは監訳者として刊行した。これに加えて、二〇〇〇年代に出版された杉山吉弘による『生命の認識』『生命科学の歴史——イデオロギーと合理性』の訳業によって、カンギレムの主著の大半が日本語で読者の目に触れることとなった。『全集』刊行が開始された二〇一一年には、ルクールの『カンギレム』邦訳が刊行された。新たなカンギレム像を提示するこの著作の翻訳は、日本におけるカンギレム受容の新たな一頁を開いたと言える。

二〇一〇年代には、こうした動きと呼応するように、カンギレムに関する論文も刊行されている。すべてを網羅できていないが、たとえば山下尚一、藤井千佳世、平田周、鈴木智之たちの研究は、

＊23　奥村大介「カンギレムと金森修」『科学史研究』五七巻、二〇一九年、二九五頁

＊24　本田英太郎「ジョルジュ・カンギレムの科学哲学」『愛知県立大学外国語学部紀要 言語・文学編』一二号、一九七九年、一一七－一四八頁、谷川多佳子「ジョルジュ・カンギレム――〈生命〉と〈Norme〉の探求」『札幌医科大学人文自然科学紀要』二五号、一九八四年、一－九頁

＊25　藤井千佳世「スピノザとカンギレム　生の規範から倫理的範型（exemplar）へ」『哲学』六四号、二〇一三年、一七三－一九〇頁、山下尚一「ジョルジュ・カンギレムにおける生命の概念化と誤りの問題：ベルクソン、カンギレム、フーコーの生命認識」『駿河台大学論叢』五四号、二〇一七年、一二三－一三四頁、平田周「ファシズムへの「論理による抵抗者」――ジョルジュ・カンギレムにおける有機体と社会の関係の争点」『フランス文化研究』四八号、二〇一七年、一－一五頁、鈴木智之「生物学的規範性と治癒の教え：ジョルジュ・カンギレムにおける「正常」と「病理」、「健康」と「病い」」『社会史林』六六巻一号、二〇一九年、一－一七頁。以下の拙稿もこのような流れの中に位置づけても誤りではないだろう。坂本尚志「カンギレムとヘーゲル――概念の哲学としての生命の哲学」『主体の論理・概念の倫理――二〇世紀フランスのエピステモロジーとスピノザ主義』上野修、米虫正巳、近藤和敬編、以文社、二〇一七年、三一九－三四二頁

カンギレムのテクストの読解にとどまらず、その思想史的、あるいは現代的含意を明らかにしようと試みているという意味において、日本におけるカンギレム研究の担い手の充実を示しているように思われる。[*25]

二〇一七年には、ロートの『カンギレムと経験の統一性』が翻訳され、新たな世代のカンギレム研究者の仕事がいちはやく日本へと紹介されることとなった。

二〇一八年五月に開催された日本科学史学会のシンポジウムを元にした特集「ジョルジュ・カンギレム再考――哲学と科学史の交錯」は、参照可能な資料が飛躍的に増大したカンギレム研究の新たな環境の中で理解されるべきである。先に引用した奥村報告を含め六本の報告が『科学史研究』に収録されているが、それぞれが「新しいカンギレム像」を提示しようと試みている。若きカンギレムへの関心（田中）、生物学史におけるカンギレムの独創性（松井）、日本におけるカンギレム受容（奥村）、ブルデューとの影響関係（磯）、カンギレムにおける人間学（石渡）、コントの読者としてのカンギレム（平井）と、カンギレムの思想が、多様な文脈において分析されている。[*26]

二〇一九年にはカンギレムの「フランスにおけるヘーゲル」が、抄訳ではあるものの、丸山真幸によって解題を付して翻訳されている。[*27] 二〇世紀フランス思想の展開の中で重要な役割を果たしたヘーゲル哲学の受容の諸相を、コジェーヴとイポリットを軸にして明らかにしたこのテクストは、ヘーゲルとともに、あるいはヘーゲルに抗して形作られていった二〇世紀フランス思想の一断面を鮮やかに示している。いわば、哲学史家としてのカンギレムの手になる小文であり、その邦訳の存在は、日本におけるカンギレム研究のさらなる深化を示すものではないだろうか。

6 『正常と病理』のアクチュアリティと『生命と規範の哲学』の意義

新たなカンギレム像が形作られつつある現在において、再び『正常と病理』を読むことは、この難解な著作に新たな光を当てることになるだろう。とはいえ、医学史、生物学史のさまざまな文献が引用され、注釈され、議論される本書は、それ自体として容易に理解できるものではない。ルブランの『生命と規範の哲学』は、『正常と病理』のきわめて明瞭な見取り図を提供している。それは本書執筆時の若い著者が、カンギレムのテクストに向き合い、その思想を自家薬籠中の物とすべく苦闘し、明晰な言語によってその軌跡を表現したということによるだろう。ルブランの文章はカンギレムの思考と文体に肉迫しつつ、その射程をより平易で直截な表現によって明らかにしようとしている。それによって読者は、『正常と病理』という重要でありながらもその全体の構造を

＊26 磯直樹は、『認識と反省性――ピエール・ブルデューの社会学的思考』(法政大学出版局、二〇二〇年)において、カンギレムを含むフランス・エピステモロジーとブルデューの影響関係についてより詳細に分析している。同書四六-五一頁を参照。

＊27 ジョルジュ・カンギレム「フランスにおけるヘーゲル(抄)」丸山真幸訳、『津田塾大学紀要』第五一号、二〇一九年、一六九-一七九頁、丸山真幸「解題 一九四七年のヘーゲル」同上、一八一-一九六頁

見通しにくい著作の骨格を把握することができるのである。

ルブランは同時に、『正常と病理』という複雑な来歴を持つ著作と、そこに至るまでのカンギレムの生を往還しつつ、カンギレムという人物を重層的に描き出している。カンギレムは哲学者であり歴史家であり闘士であり教育者である。このカンギレム像はこれからの研究の進展によって塗り替えられていくのだろうが、それでもなお、ルブランの仕事は一読に値する成果としてカンギレム研究の歴史の中で重要な位置を占めることになるだろう。

本書の翻訳の着想は、訳者がフランス・ボルドーに留学した二〇〇一年にさかのぼる。ギヨーム・ルブラン氏は私の受入教員であった。ルブランの著作は当時『生命と規範の哲学』だけしか出版されていなかったので、早速購入して読み、『正常と病理』の構造が鮮明に描き出されていることに感銘を受けた。その後ルブランは私のＤＥＡ（高等研究免状、現在の修士Master二年目にあたる学位）と博士論文の指導教授となり、一〇年にわたって指導を受けることとなった。

二〇一一年に日本に帰国し、二〇一三年に現在の勤務先である京都薬科大学に着任したころから、細々と本書の翻訳を開始した。二〇一四年にはルブランを日本学術振興会の資金により招聘し、各地で出版されたばかりの著書『対抗文化としての哲学 *La philosophie comme contre-culture*』(2014)についての講演を行った。本書の刊行はその時からの約束でもあるが、諸事情によって遅れてしまった。このたびようやく日の目を見ることになり、学恩をいくらかでもお返しできたのではないかと安堵している。

本書の出版にあたっては以文社の大野真氏に快くお引き受けいただいた。行先の決まらないままの数年を過ごした原稿が、こうして書籍として出版されることは非常に喜ばしく、感慨深い。なお本書はJSPS科研費19K00048の成果の一部である。

著者
ギヨーム・ルブラン Guillaume Le Blanc
1966 年生まれ．博士論文『生命的なものと社会的なもの——諸規範の歴史』で 1999 年に博士号取得後，ボルドー第三大学教授，パリ東クレテイユ大学教授を経て現在パリ・シテ大学教授．専門は社会哲学・政治哲学．カンギレムとフーコーの思想を受け継ぎ，規範と正常の問題を，ホームレス，移民，難民など，そこから排除されている人々の生の側から考察する著作を多数発表している．近著に『歓待の終わり』（ファビエンヌ・ブルジェールとの共著，2017 年，スイユ社），『小さな生の反乱』（バイヤール社，2014 年），『対抗文化としての哲学』（PUF，2014 年）など．1998 年に刊行された本書はルブランの最初の著作である．

訳者
坂本尚志（さかもと・たかし）
1976年生まれ．京都薬科大学准教授．専門は20世紀フランス思想史，哲学教育．本書に関係する論文としては以下のものがある．「カンギレムとヘーゲル――概念の哲学としての生命の哲学」（『主体の論理・概念の倫理――20世紀フランスのエピステモロジーとスピノザ主義』上野修，米虫正巳，近藤和敬編，以文社，2017年）「規範化される生から規範をつくる生へ――カンギレムと八〇年代のフーコー」（佐藤嘉幸，立木康介編『ミシェル・フーコー『コレージュ・ド・フランス講義』を読む』，水声社，2021年）

装幀　近藤みどり

カバー写真　Georges Canguilhem (1904-1995), French philosopher and physician born in Castelnaudary (France). Ca. 1935. (Photo by adoc-photos/Corbis via Getty Images)

カンギレム『正常と病理』を読む

生命と規範の哲学

2023年3月31日　初版第1刷発行

著　者　ギヨーム・ルブラン

訳　者　坂本尚志

発行者　大　野　真

発行所　以　文　社

〒101-0051 東京都千代田区神田神保町2-12

TEL 03-6272-6536　　FAX 03-6272-6538

http://www.ibunsha.co.jp/

印刷・製本：中央精版印刷

ISBN978-4-7531-0373-7